中国医学临床百家

张 巍 / 著

阿尔茨海默病诊疗

张 巍 2025 观点

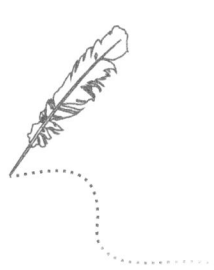

科学技术文献出版社

·北京·

图书在版编目（CIP）数据

阿尔茨海默病诊疗张巍2025观点 / 张巍著. --北京：科学技术文献出版社，2025．1．-- ISBN 978-7-5235-2093-2

Ⅰ．R749．1

中国国家版本馆 CIP 数据核字第 2024634UM7 号

阿尔茨海默病诊疗张巍2025观点

策划编辑：帅莎莎　　责任编辑：帅莎莎　任冬玲　　责任校对：张吲哚　　责任出版：张志平

出　版　者	科学技术文献出版社	
地　　　址	北京市复兴路15号　　邮编　100038	
编　务　部	（010）58882938，58882087（传真）	
发　行　部	（010）58882868，58882870（传真）	
邮　购　部	（010）58882873	
官 方 网 址	www.stdp.com.cn	
发　行　者	科学技术文献出版社发行　全国各地新华书店经销	
印　刷　者	北京虎彩文化传播有限公司	
版　　　次	2025年1月第1版　2025年1月第1次印刷	
开　　　本	710×1000　1/16	
字　　　数	103千	
印　　　张	10.75　彩插4面	
书　　　号	ISBN 978-7-5235-2093-2	
定　　　价	128.00元	

版权所有　违法必究

购买本社图书，凡字迹不清、缺页、倒页、脱页者，本社发行部负责调换

序
Preface

韩启德

欧洲文艺复兴后，以维萨利发表《人体构造》为标志，现代医学不断发展，特别是从19世纪末开始，随着科学技术成果大量应用于医学，现代医学发展日新月异，发生了根本性的变化。

在过去的一个世纪里，我国现代化进程加快，现代医学也急起直追。但由于启程晚，经济社会发展落后，在相当长的时期里，我国的现代医学远远落后于发达国家。记得20世纪50年代，我虽然生活在上海这个最发达的城市里，但是母亲做子宫切除术还要到全市最高级的医院才能完成；

我患猩红热继发严重风湿性心包炎，只在最严重昏迷时用过一点青霉素。20世纪60—70年代，我从上海第一医学院毕业后到陕西农村基层工作，在很多时候还只能靠"一根针，一把草"治病。但是改革开放仅仅30多年，我国现代医学的发展水平已经接近发达国家。可以说，世界上所有先进的诊疗方法，中国的医生都能做，有的还做得更好。更为可喜的是，近年来我国医学界开始取得越来越多的原创性成果，在某些点上已经处于世界领先地位。中国医生已经不再盲从发达国家的疾病诊疗指南，而能根据我们自己的经验和发现，根据我国自己的实际情况制定临床标准和规范。我们越来越有自己的东西了。

要把我们"自己的东西"扩展开来，要获得越来越多"自己的东西"，就必须加强学术交流。我们一直非常重视与国外的学术交流，第一时间掌握国外学术动向，越来越多地参与国际学术会议，有了"自己的东西"也总是要在国外著名刊物去发表。但与此同时，我们更需要重视国内的学术交流，第一时间把自己的创新成果和可贵的经验传播给国内同行，不仅为加强学术互动，促进学术发展，更为学术成果的推广和应用，推动我国医学事业发展。

我国医学发展很不平衡，经济发达地区与落后地区之间差别巨大，先进医疗技术往往只有在大城市、大医院才能开展。在这种情况下，更需要采取有效方式，把现代医学的最新进展及我国自己的研究成果和先进经验广泛传播开去。

基于以上考虑，科学技术文献出版社精心策划出版"中国医学临床百家"丛书。每本书涵盖一种或一类疾病，由该疾病领域领军专家撰写，重点介绍学术发展历史和最新研究进展，并提供具体临床实践指导。临床疾病上千种，丛书拟以每年百种以上规模持续出版，高时效性地整体展示我国临床研究和实践的最高水平，不能不说是一个重大和艰难的任务。

我浏览了丛书中已经完稿的几本书，感觉都写得很好，既全面阐述了有关疾病的基本知识及其来龙去脉，又介绍了疾病的最新进展，包括笔者本人及其团队的创新性观点和临床经验，学风严谨，内容深入浅出。相信每一本都保持这样质量的书定会受到医学界的欢迎，成为我国又一项成功的优秀出版工程。

"中国医学临床百家"丛书出版工程的启动，是我国现代医学百年进步的标志，也必将对我国临床医学发展起到积极的推动作用。衷心希望"中国医学临床百家"丛书的出版取得圆满成功!

是为序。

2016年作于北京

作者简介
Author Introduction

张巍，主任医师，神经病学教授，博士研究生、博士后导师。美国国立卫生研究院联合培养博士，美国国立卫生研究院博士后。首都医科大学附属北京天坛医院神经病学中心认知障碍性疾病科主任，首都医科大学老年医学系副主任，首都医科大学附属北京天坛医院老年病学教研室主任。

中华医学会神经病学分会痴呆及认知障碍学组委员，中华医学会老年医学分会委员、神经学组委员及基础学组常务委员，中华医学会医疗鉴定专家委员会委员，中国医师学会神经病学分会痴呆及认知障碍学组委员，中国老年保健协会常务委员、康养医学分会主任委员、阿尔茨海默病分会副主任委员，中国老年学和老年医学学会脑认知与健康分会副主任委员，中国老年保健医学研究会老年认知心理疾病分会副主任委员，中国中药协会脑病药物研究专业委员会副主任委员，中国微循环学会神经变性病专业委员会神经影像学组副主任委员等。

主持承担国家级等各级课题20余项。牵头和负责国内外临床试验20余项。发表论文近200篇，其中SCI论文80余篇。荣获国内外科研奖励和专利8项。担任国内外12个阿尔茨海默病/神经病学相关期刊副主编、编委及评审。执笔、参编指南共识26部。作为主编、副主编编写国内外专著6部,参编15部。担任国家科技部项目、国家自然科学基金项目等评审专家。

荣获首都劳动奖章、中央保健工作先进个人、天坛名医。

首都医科大学国际督导学院临床组专家及留学生班授课教师,荣获首都医科大学优秀博士研究生导师,指导研究生荣获优秀博士学位论文第二名,"青苗"培养项目学术导师。

前 言
Foreword

随着我国老龄化进程不断加速,阿尔茨海默病成为与老化相关的最常见的神经退行性疾病,在老年期认知障碍性疾病中占60%以上,致死率跃居第5位,经济负担居全球首位。阿尔茨海默病严重损害老年人群的身心健康、增加家庭的照护压力、破坏社会的和谐发展、加重国家的经济损失,已成为重大的公共卫生问题,并使医疗保健面临巨大的挑战,是亟待解决的医学难题。在如此令人担忧的严峻形势下,阿尔茨海默病领域的研究却从未停滞,特别令人精神振奋和欢欣鼓舞的是,阿尔茨海默病的早期精准诊断和疾病修饰治疗取得了里程碑式的进展和划时代的突破,为临床医生和广大患者及家庭带来了应对疾病的信心,也为阿尔茨海默病的诊治提供了新的手段。

本书的内容与时俱进,与国际接轨,聚焦全球阿尔茨海默病领域最新进展,同时融入我们自己的临床、基础研究工作和观点,包括:阿尔茨海默病全球和中国的流行病学,病因中涉及的异常基因包括 *ATP8B4*、*ABCA1* 和 *APOEε4*,神经炎症、铁沉积、血脑屏障破坏和肠道菌群紊乱等发病机制,体液和影像生物标志物,社会认知、抑郁、眼动和肢体运动障碍等临床症状,最新国际分期和诊断标准,最新的药物研发管线、获批上市的新药,非药物治疗及共伴慢病的管理。本书中的阿尔茨海默病内容与我们的临床实践密切相关,也是同道关注的研究热点。希望通过本书的分享使读者领略到这一领域日新月异的蓬勃发展，期待未来有更多令人瞩目的研究成果诞生，给阿尔茨海默病患者及家庭带来福音。

本书的出版得到了国际及国家重点研发计划的支持：欧盟"地平线2020计划"合作项目（2017YFE0118800-779238）、国家重点研发计划"重大慢性非传染性疾病防控研究"重点专项（2016YFC1306300）、科技部科技创新2030-"脑科学与类脑研究"重大项目（2022ZD0211600）、国家自然科学基金（81970992）、国家自然科学基金委员会基础科学中心项目（T2488101）、首都卫生发展科研专项（CFH）（2022-2-2048）、北京市重大疑难疾病阿尔茨海默病中西医协同攻关项目（2023BJSZDYNJBXTGG-018）、北京市医院管理中心"扬帆"计划（ZLRK202313）、北京市中医药科技发展资金项目（JJ2018-48）、"天坛-北脑"青年人才培养项目（BNJH-10）。

非常感谢我的同事和研究团队的成员，每个人的名字呈现在每个章节的后面，他们在撰写过程中的严谨态度和辛勤付出促成了本书的顺利出版。同时，也要感谢科学技术文献出版社在本书出版过程中积极给予的支持！

尽管阿尔茨海默病仍面临诸多挑战，但是，生物科技、人工智能等领域的快速发展将给阿尔茨海默病的早期诊断和精准防治带来新的契机。希望未来有更多的机会撰写阿尔茨海默病新进展，彼时再与各位同道分享。让我们共同努力，为阿尔茨海默病患者点亮记忆之光！

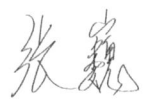

目录
Contents

阿尔茨海默病的流行病学 / 01

  1. 今后30年全球痴呆患者人数将增加2倍 / 01

  2. 中国每100个老年人中就有3个阿尔茨海默病患者 / 02

阿尔茨海默病的病因 / 06

  3. 基因 *ATP8B4* 和 *ABCA1* 破坏性突变是阿尔茨海默病的危险因素 / 06

  4. *APOEε4* 基因与大脑少突胶质细胞髓鞘破坏有关 / 10

阿尔茨海默病的发病机制 / 15

  5. CADRO分类系统助力阿尔茨海默病研究 / 15

  6. 阿尔茨海默病与神经免疫炎症 / 17

  7. 阿尔茨海默病伴发抑郁——颞叶萎缩与铁沉积相关 / 33

  8. 阿尔茨海默病与血脑屏障受损 / 37

  9. 阿尔茨海默病与肠道菌群紊乱 / 46

阿尔茨海默病的生物标志物 / 54

  10. 血液、脑脊液和PET生物标志物 / 54

  11. 脑脊液MTBR-tau243预测阿尔茨海默病的tau病理 / 60

  12. 红细胞参数相关的生物标志物 / 62

阿尔茨海默病的症状 / 70

13. 阿尔茨海默病患者存在社会认知功能障碍 / 70
14. 阿尔茨海默病伴发抑郁与脑脊液食欲素的水平有关 / 76
15. 眼动异常可能是阿尔茨海默病伴发淡漠的早期标志物 / 80
16. 阿尔茨海默病患者在疾病早期可表现出运动障碍 / 82

阿尔茨海默病的诊断 / 92

17. 阿尔茨海默病诊断和分期的修订标准：阿尔茨海默病协会工作组发布 / 92

阿尔茨海默病的治疗 / 99

18. 数量缩减！2024年阿尔茨海默病药物研发管线分析 / 99
19. 抗Aβ单抗延缓早期阿尔茨海默病进展 / 103
20. 布瑞哌唑：首个获美国FDA批准改善阿尔茨海默病激越症状的药物 / 115
21. 双食欲素受体拮抗剂治疗阿尔茨海默病失眠 / 119
22. 神经调控治疗阿尔茨海默病 / 122
23. 白内障摘除可降低痴呆风险 / 131
24. 听力干预能改善认知功能 / 134
25. 光照疗法能改善阿尔茨海默病的临床症状及其潜在机制 / 141
26. 血浆置换疗法治疗阿尔茨海默病 / 146
27. 针灸改善阿尔茨海默病症状 / 153

出版者后记 / 159

阿尔茨海默病的流行病学

1. 今后30年全球痴呆患者人数将增加2倍

随着人口老龄化程度的不断加剧,全球罹患痴呆的人数日益攀升。据世界卫生组织报告,2020年全球60岁及以上人口约为10亿,预计2050年将增加一倍多,达到21亿,80岁及以上人口数将达到4.26亿,而痴呆患者数量将从2019年的5500万增加到2050年的1.39亿。

2024年5月全球疾病负担研究发布的数据显示,2021年全球阿尔茨海默病(Alzheimer's disease,AD)及相关痴呆的发病率为124.7/10万,年龄标化发病率为119.8/10万;患病率为1194.2/10万,年龄标化患病率为69.4/10万;死亡率为24.7/10万,年龄标化死亡率为25.2/10万。

2021年全球AD及相关痴呆的伤残调整寿命年、过早死亡损失寿命年和伤残损失寿命年分别为562.4万人/年、313.6万人/年和146.8万人/年。预计到2030年，痴呆相关的诊治费用总额将达到2.8万亿美元！

2. 中国每100个老年人中就有3个阿尔茨海默病患者

AD是老年期最常见的认知障碍性疾病，主要表现为认知功能障碍、精神行为症状和日常生活能力受损，其主要病理特征为β淀粉样蛋白（amyloid β-protein，Aβ）沉积形成神经炎性斑（neuritic plaque，NP）、tau蛋白过度磷酸化导致神经原纤维缠结（neurofibrillary tangles，NFT）。一项全国性横断面研究发现，中国60岁及以上人群痴呆的年龄性别标化患病率为6.0%，AD的年龄性别标化患病率为3.9%，即AD患者约占所有类型痴呆患者总数的2/3。此外，AD的发病率和死亡率均呈现快速上升趋势，AD在中国城乡居民的死因中排名第5。

（1）患病率

近日发布的《中国阿尔茨海默病蓝皮书》中提到，2019年中国的AD及相关痴呆的总人数为1314万，约占全球患者总人数的25.5%。中国AD及相关痴呆的总体患病率为924.1/10万，年龄标化患病率为788.3/10万。中国AD及相关痴呆的患病率随年龄的增长呈指数增长，并且呈现出男性高于女性、农村高于城市的特点。

2019年中国AD及相关痴呆年龄标化患病率较高的地区主要

分布在华北、华中及东北地区，排名在前5位的省份分别是河北省（928.5/10万）、河南省（889.3/10万）、吉林省（882.4/10万）、广东省（845.5/10万）及浙江省（815.6/10万）。

（2）发病率

2019年中国的AD及相关痴呆的发病率达到126.6/10万，年龄标化发病率为103.8/10万。其中，男性年龄标化发病率为89.7/10万，女性为115.2/10万。AD及相关痴呆的发病率均随年龄的增长逐步升高。25～49岁、50～69岁和70～89岁各组人群的AD及相关痴呆的发病率分别为5.2/10万、125.9/10万和143.7/10万。

2019年中国AD及相关痴呆年龄标化发病率较高的地区主要分布在华北、东北及华中地区，排名在前5位的省份分别为河北省（117.3/10万）、吉林省（111.3/10万）、河南省（111.2/10万）、广东省（108.0/10万）及浙江省（107.1/10万）。

（3）死亡率

在中国，AD及相关痴呆的整体死亡率呈上升趋势。从1990年到2019年，中国AD及相关痴呆的死亡率从7.9/10万增加到了22.6/10万。年龄标化死亡率基本没有变化，从23.4/10万略微下降至23.3/10万。2019年，中国女性AD及相关痴呆年龄标化死亡率（24.9/10万）高于男性（20.3/10万）。

2019年中国AD及相关痴呆年龄标化死亡率较高的地区主要分布在华北、西南和华东地区，排名在前5位的省市分别为天津市（27.3/10万）、河北省（26.5/10万）、重庆市（25.3/10万）、浙江省（25.2/10万）及四川省（25.1/10万）。

（4）疾病负担

中国AD及相关痴呆的疾病负担逐年上升。2019年中国AD及相关痴呆的伤残调整寿命年、过早死亡损失寿命年和伤残损失寿命年分别为597.7万人/年、411.4万人/年和186.3万人/年，高于全球平均水平。

2019年中国AD及相关痴呆年龄标化伤残调整寿命年率较高的地区主要分布在华北、西南和华东地区，排名在前5位的省市分别为河北省（423.2/10万）、天津市（414.5/10万）、重庆市（391.8/10万）、浙江省（391.1/10万）及四川省（390.2/10万）。

（5）经济负担

中国是AD及相关痴呆治疗总成本最高的中低收入国家之一。2019年中国AD及相关痴呆的治疗总成本已达到了1950亿美元。预计从2020年至2050年，中国AD及相关痴呆的宏观经济负担将达到约29 610亿美元。

综上所述，AD已成为严重损害老年人群身心健康和生活质量、影响社会可持续发展的重大公共卫生问题，亟须得到关注和管理！

参考文献

1. JIA L, DU Y, CHU L, et al. Prevalence, risk factors, and management of

dementia and mild cognitive impairment in adults aged 60 years or older in China: a cross-sectional study. Lancet Public health, 2020, 5 (12): e661-e671.

2. GBD 2021 Diseases and Injuries Collaborators. Global incidence, prevalence, years lived with disability (YLDs), disability-adjusted life-years (DALYs), and healthy life expectancy (HALE) for 371 diseases and injuries in 204 countries and territories and 811 subnational locations, 1990-2021: a systematic analysis for the Global Burden of Disease Study 2021. Lancet, 2024, 403 (10440): 2133-2161.

3. MATTAP S M, MOHAN D, MCGRATTAN A M, et al. The economic burden of dementia in low- and middle-income countries (LMICs): a systematic review. BMJ Global Health, 2022, 7 (4): e007409.

4. JIA J, WEI C, CHEN S, et al. The cost of Alzheimer's disease in China and re-estimation of costs worldwide. Alzheimers Dement, 2018, 14 (4): 483-491.

5. 首都医科大学宣武医院国家神经疾病医学中心，中国疾病预防控制中心慢性非传染性疾病预防控制中心，国家卫生健康委能力建设和继续教育中心，等. 中国阿尔茨海默病蓝皮书（精简版）. 中华医学杂志，2024，104（29）：2701-2727.

6. LI R, QI J, YANG Y, et al. Disease burden and attributable risk factors of Alzheimer's disease and dementia in China from 1990 to 2019. J Prev Alzheimers Dis, 2022, 9 (2): 306-314.

7. CHEN S, CAO Z, NANDI A, et al. The global macroeconomic burden of Alzheimer's disease and other dementias: estimates and projections for 152 countries or territories. Lancet Glob Health, 2024, 12 (9): e1534-e1543.

（荣璐　整理）

阿尔茨海默病的病因

3. 基因 *ATP8B4* 和 *ABCA1* 破坏性突变是阿尔茨海默病的危险因素

2022年11月21日，荷兰的 Holstege 和 Hulsman 教授及法国的 Lambert 和 Nicolas 教授在 *Nature Genetics* 中发表了一项重要的研究，这项研究包括来自 AD 欧洲测序联盟、AD 测序项目和多个独立研究队列的 52 361 例 AD 患者和对照者，收集了全基因组或外显子组测序数据，并进行了深入的分析，研究结果揭示 ATP 酶磷脂转运 8B4（ATP ase phospholipid transporting 8B4，*ATP8B4*）基因和 ATP 结合盒转运子 A1（ATP binding cassette transporter 1，*ABCA1*）基因的罕见破坏性突变会显著增加 AD 的发生风险。

（1）原始测序数据的获取

此项研究根据 1984 年美国神经病学、语言障碍和卒中及老年性痴呆和相关疾病协会的诊断标准,以及2011年美国国家衰老研究院和阿尔茨海默病协会的诊断标准纳入AD患者,通过二代高通量测序平台建立样本测序文库,采用荧光标记核苷酸(脱氧核苷三磷酸)检测脱氧核糖核酸(deoxyribonucleic acid,DNA)序列,将原始测序数据与GRCh37参考基因组进行对比,以确保数据的准确性和完整性。

(2)测序数据的筛选

为了保证结果的可靠性,当样本DNA存在以下情况时将被剔除:大量片段缺失、外源性污染、遗传学性别注释不一致、经检不来源于欧洲裔、大量新变异、杂合/纯合偏离或转化/转位比偏离。另外,还剔除了三代以内家庭成员中携带淀粉样前体蛋白(amyloid precursor protein,APP)、早老蛋白1(presenilin 1,PSEN1)、早老蛋白2(presenilin 2,PSEN2)和其他导致孟德尔病(单基因病)的致病基因或临床诊断非AD痴呆的样本。

(3)测序数据的分析流程

在处理基因样本时,将多等位基因变异转化为双等位基因变异,并合并计算同一染色体上位置相近的基因变异。采用遗传负荷检验评估基因突变的破坏性,突变主要包括错义突变和功能丧失(loss of function,LOF)突变。研究选择了常染色体蛋白质编码基因中的变异,仅考虑蛋白质编码的错义突变和LOF突变。错义突变和LOF突变均通过集合变异效应预测器进行分类,并采用罕见外显子变异集成学习器(rare exome variant ensemble learner，REVEL）对错义突变进行变异优化排序。功能丧失转录效应估计器（loss-of-function transcript effect estimator，LOFTEE）能够去除常见的因注释错误而被富集的LOF变异，同时能保留罕见的、可能有害的变异及已报道的致病变异。用LOFTEE对LOF突变进行变异优化排序，并将变异分为低置信度、中置信度及高置信度。采用LOFTEE标注LOF变异、REVEL评分错义变异及选择最小等位基因频率小于1%的变异后，共检测到7 543 193个变异个体。

（4）测序数据的获取

通过定义4种基因突变产生损害作用的阈值（LOF、LOF+REVEL评分≥75分、LOF+REVEL评分≥50分和LOF+REVEL评分≥25分）预测有害程度较低的变异。在后续分析中，仅纳入REVEL评分≥25分的错义变异及用LOFTEE筛选出的具有高置信度的LOF变异。在阶段1数据集中分析个体变异效应，在阶段2数据集中进行确认分析。每个基因进行多次校正，以错误发现率<0.1作为第1阶段的阈值进行校正，以Holm-Bonferroni方法中$P<0.05$作为第2阶段的阈值进行校正，最终筛选出有害变异基因。

（5）研究结果

①在16 036例AD患者和16 522例对照者的外显子组测序数据中发现了罕见有害变异的基因负荷。除了既往报道的在骨髓细胞上表达的*TREML2*基因、*SORL1*基因和ATP结合盒亚家

族 A 成员基因外，研究还发现了与增加 AD 发生风险显著相关的罕见有害变异基因 *ATP8B4* 和 *ABCA1*。*ATP8B4* 基因主要在大脑小胶质细胞中表达，负责编码磷脂转运蛋白。全基因组关联研究表明，*ATP8B4* 基因主要通过罕见错义变异（G395S）引起 AD。*ABCA1* 基因中罕见的 N1800H 位点 LOF 突变与增加 AD 发生风险有关。*ABCA1* 基因同样负责编码磷脂转运蛋白，其突变可导致载脂蛋白 E（apolipoprotein E，ApoE）异常沉积，增加 Aβ 沉积和纤维形成。与 AD 相关的机制可能涉及 *ATP8B4* 和 *ABCA1* 基因突变导致 APP 产生大量 Aβ，并促使 Aβ 异常聚集，从而引发神经免疫炎症，造成脂代谢紊乱。

②早发型较晚发型 AD 患者携带 *ATP8B4* 和 *ABCA1* 有害突变基因的频率明显更高，即年龄越小的患者，携带这两种突变基因的频率越高，AD 发生风险也越高。

③*ATP8B4* 和 *ABCA1* 突变基因的等位基因频率越低，其遗传负荷越大，AD 的发生风险越高。

综上所述，在未来的 AD 研究中，及早识别这些基因的破坏性突变可能是找到有效治疗方案的关键。该研究的重要性在于首次揭示了 *ATP8B4* 和 *ABCA1* 基因罕见破坏性突变与 AD 发生风险的显著关联，为深入理解 AD 的发病机制和寻找新的治疗靶点提供了重要的科学依据，加深了我们对 AD 遗传机制的认识，也为未来的治疗研究带来了新希望。

参考文献

1. HOLSTEGE H, HULSMAN M, CHARBONNIER C, et al. Exome sequencing identifies rare damaging variants in ATP8B4 and ABCA1 as risk factors for Alzheimer's disease. Nat Genet, 2022, 54（12）：1786-1794.

2. BELLENGUEZ C, KÜÇÜKALI F, JANSEN I E, et al. New insights into the genetic etiology of Alzheimer's disease and related dementias. Nat Genet, 2022, 54（4）：412-436.

3. SCHWARTZENTRUBER J, COOPER S, LIU J Z, et al. Genome-wide meta-analysis, fine-mapping and integrative prioritization implicate new Alzheimer's disease risk genes. Nat Genet, 2021, 53（3）：392-402.

4. AGÜERO P, SAINZ M J, GARCÍA-AYLLÓN M S, et al. A-secretase nonsense mutation（ADAM10 Tyr167*）in familial Alzheimer's disease. Alzheimers Res Ther, 2020, 12（1）：139.

5. BACKMAN J D, LI A H, MARCKETTA A, et al. Exome sequencing and analysis of 454,787 UK biobank participants. Nature, 2021, 599（7886）：628-634.

（李晶　整理）

4. APOEε4 基因与大脑少突胶质细胞髓鞘破坏有关

研究表明，携带 1 个 APOEε4 基因可使 AD 的发生风险增加 3 倍，携带 2 个 APOEε4 基因，AD 的发生风险将增加 10 倍，具体机制未知。美国麻省理工学院的研究团队在 *Nature* 中发表了一项重要的研究,研究结果表明 *APOEε4* 是通过干扰少突胶质细胞中的胆固醇平衡影响髓鞘形成的。

(1)研究方法

本研究纳入了 2 组与衰老相关的纵向队列人群,分别来自宗教团体研究和拉什记忆与老化项目,从中选择 32 例受试者的前额叶皮层标本,其中 12 例为 *APOEε3/3* 基因携带者,12 例为 *APOEε3/4* 基因携带者,8 例为 *APOEε4/4* 基因携带者,采用单核 RNA 测序并通过聚类分析筛选出高表达 *APOEε4* 的细胞类型,比较 *APOEε3/4*、*APOEε4/4* 与 *APOEε3/3* 基因携带者 AD 相关通路的表达情况。

(2)研究结果

研究人员通过单细胞测序发现 *APOEε4* 基因型影响了 193 条 AD 相关通路中的 22 条,包括 Aβ 沉积、脂质代谢及突触合成相关过程。鉴于 *APOEε4* 与脂质代谢的关联,研究进一步对脑内胆固醇等脂质转运过程进行分析。

髓鞘相关基因在 AD 患者中的表达减少,另外,髓磷脂相关基因表达降低,同时伴随胆固醇稳态相关基因表达增加。鉴于胆固醇与髓磷脂之间的关联,研究重点分析了少突胶质细胞中 *APOEε4* 和胆固醇之间的关系,结果显示 *APOEε4* 与少突胶质细胞中胆固醇相关的基因表达增加呈剂量依赖性(*APOEε4/4* > *APOEε3/4* > *APOEε3/3*)。*APOEε4/4* 携带者的胆固醇生物合成基因表达最高，与胆固醇生物合成和脂滴形成相关的基因（如 *DHCR24*、*LPIN2*、*IRS2*、*NR1H2*、*LBR*、*LPIN1* 和 *MBTPS1*）表达升高，而与胆固醇转运相关的基因（如 *PCYT1B*、*SEC23A*、*PRKN*、*SCP2* 和 *LPCAT3*）表达下降，这提示 *APOEε4* 基因可能通过调节胆固醇代谢影响 AD 的发生。

为了探究胆固醇存储部位的差异，研究人员采用胆固醇染料和膜染料对 *APOEε3/3* 和 *APOEε4/4* 携带者的少突胶质细胞进行共染色，结果显示 *APOEε3/3* 基因携带者的胆固醇主要聚集在少突胶质细胞的细胞膜周围（63%），而 *APOEε4/4* 基因携带者的胆固醇则主要位于少突胶质细胞内（79%），这表明 *APOEε4* 基因改变了少突胶质细胞中的胆固醇分布。进一步观察 *APOEε4/4* 基因携带者胆固醇在少突胶质细胞不同细胞器中的分布情况，发现其 2% 的胆固醇颗粒定位于包涵体，18% 定位于溶酶体，80% 定位于内质网，这表明 *APOEε4/4* 携带者的胆固醇主要滞留在少突胶质细胞的内质网中。

研究人员还建立了 *APOEε4/4* 和 *APOEε3/3* 携带者少突胶质细胞 – 神经元共培养体系，发现 *APOEε4* 基因携带者脑运输胆固醇的能力明显受损，可能与髓鞘形成减少有关。研究人员对人体前额叶皮层标本采用黑金Ⅱ染色以观察 *APOEε4/4* 与 *APOEε3/3* 携带者髓鞘和轴突的变化，发现 *APOEε4/4* 携带者神经元的髓鞘形成明显减少，轴突受损。

研究人员使用促进胆固醇转运的小分子 2- 羟丙基 -β- 环糊精

对 *APOEε4/4* 基因敲除小鼠进行干预以观察其对小鼠学习能力和脂质代谢的影响。结果显示，环糊精明显减少了细胞内胆固醇和中性脂质的积累，改善了 *APOEε4/4* 携带小鼠的学习和执行功能。

综上所述，本研究深入阐明了 *APOEε4* 基因在 AD 中的作用机制，揭示了该基因通过导致胆固醇累积和下调胆固醇转运通路，导致胆固醇在少突胶质细胞的内质网中异常沉积。这种沉积减少了髓鞘的形成，进而引发突触损伤，最终导致神经元轴突受损，推动了 AD 的发生。这一研究不仅揭示了 *APOEε4* 基因与 AD 之间的关联，还为未来开发针对该基因携带者的治疗策略提供了重要依据，指明了 AD 治疗的新方向和可能性。

参考文献

1. BLANCHARD J W, AKAY L A, DAVILA-VELDERRAIN J, et al. APOE4 impairs myelination via cholesterol dysregulation in oligodendrocytes. Nature，2022，611（7937）：769-779.

2. MATHYS H, DAVILA-VELDERRAIN J, PENG Z, et al. Single-cell transcriptomic analysis of Alzheimer's disease. Nature，2019，570（7761）：332-337.

3. SIENSKI G, NARAYAN P, BONNER J M, et al. APOE4 disrupts intracellular lipid homeostasis in human ipsc-derived glia. Sci Transl Med，2021，13（583）：eaaz4564.

4. TCW J, QIAN L, PIPALIA N H, et al. Cholesterol and matrisome pathways dysregulated in astrocytes and microglia. Cell，2022，185（13）：2213-2233.

5. HE L, DAVILA-VELDERRAIN J, SUMIDA T S, et al. Nebula is a fast negative binomial mixed model for differential or co-expression analysis of large-scale multi-subject single-cell data. Commun Biol, 2021, 4（1）: 629.

（李晶　整理）

阿尔茨海默病的发病机制

5. CADRO 分类系统助力阿尔茨海默病研究

常见阿尔茨海默病研究体系（common Alzheimer's disease research ontology，CADRO）是由美国国家衰老研究所和阿尔茨海默病协会在 2012 年首次推出的，旨在统一和标准化 AD 的研究信息。此研究体系可以帮助研究人员更好地理解 AD 的发病机制，从而开发和评估治疗方法，也有利于协调和利用资源，提高效率，避免重复工作。

CADRO 具有三层分类系统，主要围绕 7 个类别（5 个研究类别和 2 个资源类别）展开，它们分别是：

（1）病理/分子机制：包括 AD 的发病机制及病理生理过程、AD 遗传和表观遗传学决定因素。

（2）诊断、评估和病情监测：包括开发、测试和验证用于诊断和监测 AD 患者病情进展的工具和方法研究。

（3）转化研究和临床干预：包括识别和开发针对不同病程AD患者的治疗方法，并评估其疗效。

（4）流行病学：包括所有类型的流行病学研究（横断面、前瞻性和纵向研究），旨在揭示遗传、生活方式和环境因素对AD发病率、患病率和病情演变的影响。

（5）护理、照料和健康经济学：旨在提高对AD患者的护理水平，改善其生活质量、减轻护理相关的身心负担及评估AD的社会经济负担。

（6）研究资源：包括各种用于翻译、传播和进行高质量AD研究的资源，如研究中心、课题和项目、数据和生物样本库等。

（7）联盟和公私合作伙伴：包括为在AD的基础和转化研究领域开展工作而创建的合作企业。

根据项目摘要和研究目标的信息，上述研究"类别"又被分层为研究"方向"，然后进一步分层为研究"主题"。CADRO的这三个分类层次（类别、方向和主题）旨在实现精准的组合分析，从而为筹资工作的战略规划提供信息。

CADRO作为一种动态组合的分析工具可以用于：①捕捉不同机构对AD研究资助情况的动态变化；②发现AD研究可能的获资机会；③识别供资机构内部和各供资机构之间的供资缺口以及重叠领域，其最终目标是助力构建标准化、高效化的AD研究和资源管理体系。

参考文献

1. REFOLO L M, SNYDER H, LIGGINS C, et al. Common Alzheimer's disease research ontology: national institute on aging and Alzheimer's association collaborative project. Alzheimers Dement, 2012, 8（4）: 372-375.

2. HROUDOVÁ J, FIŠAR Z. Alzheimer's disease approaches—Focusing on pathology, biomarkers and clinical trial candidates. Prog Neuropsychopharmacol Biol Psychiatry, 2024, 134: 111069.

3. CUMMINGS J, ZHOU Y, LEE G, et al. Alzheimer's disease drug development pipeline: 2024. Alzheimers Dement（N Y）, 2024, 10（2）: e12465.

4. CUMMINGS J L, OSSE A M L, KINNEY J W. Alzheimer's disease: novel targets and investigational drugs for disease modification. Drugs, 2023, 83（15）: 1387-1408.

（荣璐　整理）

6. 阿尔茨海默病与神经免疫炎症

（1）星形胶质细胞反应性影响临床前期AD患者脑中Aβ对tau病理的作用

在认知功能未受损的个体中，脑中的Aβ积累先于tau病理出现，而tau病理与认知障碍进展密切相关。然而，并非所有个体脑中的Aβ都会直接导致tau病理出现，这表明在AD的早期，还有其他生物过程会影响Aβ介导tau病理的出现。尸检研究发现，星形胶质细胞反应性增强是认知功能未受损个体中常见的神经病理学改变，也是 AD 患者脑中最早出现的异常改变之一。实验表明，星形胶质细胞反应性增强对于 Aβ 诱导 tau 磷酸化至关重要，而减弱星形胶质细胞反应性可减少神经原纤维缠结。血浆和脑脊液中胶质纤维酸性蛋白（glial fibrillary acidic protein，GFAP）的水平相关，并在有 AD 病理但认知功能未受损的个体中增加，表明这些个体的大脑中星形胶质细胞反应性增强。

①研究设计

为了验证星形胶质细胞反应性增强是决定临床前期 AD 患者脑中 Aβ 负荷导致早期磷酸化 tau 蛋白（phosphorylated tau，P-tau）形成的关键因素，美国匹兹堡大学的 Tharick A.Pascoal 教授及其研究团队于 2023 年在 Nature Medicine 中发表了一项基于 3 个中心队列的研究成果。研究对象来自衰老和痴呆的转化生物标志物研究（Translational Biomarkers in Aging and Dementia，TRIAD）队列、Monongahela Youghiogheny 健康衰老队列（Monongahela-Youghiogheny Healthy Aging Team，MYHAT）和匹兹堡队列，共纳入 1016 例临床痴呆评定（clinical dementia rating，CDR）量表为 0 分的受试者，采用简易精神状态检查（Mini-Mental State Examination，MMSE）、蒙特利尔认知评估（Montreal Cognitive Assessment，MoCA）和 CDR 量表对其进行神经心理学测评，检测受试者血浆和脑脊液生物标志物（Aβ42、Aβ40、P-tau181、P-tau217、P-tau231 和 GFAP），并进行正电子发射计算机断层显像（positron emission tomography，PET）评估大脑皮层 Aβ（Aβ-PET）和 tau 负荷（tau-PET）。采用方差分析和 Tukey 校正对连续变量（年龄、神经心理学测评、血浆和脑脊液生物标志物）的组间差异进行评估，分类或序数变量（性别和 *APOEε4* 携带状态）采用 Kruskal-Wallis 和 Mann-Whitney U 进行检验。采用 Cohen's d 评估 Aβ 阳性组、星形胶质细胞反应性阳性组、Aβ 和星形胶质细胞反应性均阳性组与 Aβ 和星形胶质细胞反应性均阴性组中星形胶质细胞反应性和 Aβ 对 tau 磷酸化的影响，并对年龄和性别进行校正。校正年龄和性别后，通过线性回归评估生物标志物之间的关系。

②星形胶质细胞反应性影响 Aβ 依赖的 tau 磷酸化

结果显示，与星形胶质细胞反应性阴性组相比，星形胶质细胞反应性阳性组血浆 P-tau181、P-tau217 和 P-tau231 水平均明显增加。在星形胶质细胞反应性阳性组中，血浆 P-tau181、P-tau217 和 P-tau231 水平随 Aβ 增加而升高。线性回归显示，星形胶质细胞反应性阳性组的 Aβ 负荷与血浆 P-tau181、P-tau217 和 P-tau231 水平存在显著关联，在星形胶质细胞反应性阴性组中不存在这种关联。Aβ 负荷和星形胶质细胞反应性增强同时存在对血浆 P-tau181、P-tau217 和 P-tau231 水平的显著交互作用证明，星形胶质细胞反应性增强是决定 Aβ 对 tau 磷酸化影响的关键。对 Aβ、P-tau181 和 GFAP 水平的连续值进行线性回归发现，星形胶质细胞反应性增强影响 Aβ 介导 tau 磷酸化的过程与生物标志物的阈值大小无关。Cohen's d 分析表明，Aβ 和星形胶质细胞反应性同时阳性对 tau 磷酸化影响最大，这说明星形胶质细胞反应性的存在影响 Aβ 依赖的 tau 磷酸化。

③性别与星形胶质细胞反应性、Aβ 和 tau 的关联

研究人员进一步分析性别对星形胶质细胞反应性、Aβ 和 tau 的影响，发现在星形胶质细胞反应性阳性组中，男性血浆的 Aβ 与 P-tau181、P-tau217、P-tau231 水平的相关性比女性更高。在星形胶质细胞反应性阳性组中，性别和血浆 Aβ 对 P-tau181 和 P-tau217 水平有明显的交互作用，但对 P-tau231 水平没有影响。

④星形胶质细胞反应性影响 Aβ 和 tau 缠结的关系

Aβ 沉积与 tau 缠结的相关性仅出现在星形胶质细胞反应性阳性和预计最早出现 tau 沉积的脑区；在星形胶质细胞反应性阳性组中，tau-PET 摄取的年累积率更高，且基线 Aβ 负荷可预测 tau-PET 摄取的年累积率，上述结果表明，星形胶质细胞反应性增强不仅影响 Aβ 和 tau 缠结的关系，还影响纵向 tau 缠结的积累。

综上所述，该研究表明星形胶质细胞反应性增强会使功能未受损个体中的 Aβ 诱导 tau 病理出现，检测星形胶质细胞反应性相关生物标志物是否异常对于预测 Aβ 阳性的认知功能未受损个体是否会出现 tau 病理进而出现认知障碍症状至关重要，这将有利于将星形胶质细胞反应性纳入 AD 生物标志物定义和建模中，为临床前期 AD 提供更精细的分类。针对 Aβ 和星形胶质细胞反应性的药物组合或能加强对于早期 tau 病理的预防，有助于对认知功能未受损个体进行早期预测和干预。

参考文献

1. BELLAVER B, POVALA G, FERREIRA P C L, et al. Astrocyte reactivity influences amyloid-β effects on tau pathology in preclinical Alzheimer's disease. Nat Med, 2023, 29（7）: 1775-1781.

2. OSSENKOPPELE R, PICHET BINETTE A, GROOT C, et al. Amyloid and tau PET-positive cognitively unimpaired individuals are at high risk for future cognitive decline. Nat Med, 2022, 28（11）: 2381-2387.

3. JOSEPHS K A, WEIGAND S D, WHITWELL J L. Characterizing amyloid-positive individuals with normal tau PET levels after 5 years: an ADNI study. Neurology, 2022, 98（22）: e2282-e2292.

4. KUMAR A, FONTANA IC, NORDBERG A. Reactive astrogliosis: a friend or foe in the pathogenesis of Alzheimer's disease. J Neurochem, 2023, 164（3）: 309-324.

5. MANN C N, DEVI S S, KERSTING C T, et al. Astrocytic α2-Na^+/K^+ ATPase inhibition suppresses astrocyte reactivity and reduces neurodegeneration in a tauopathy mouse model. Sci Transl Med, 2022, 14（632）: eabm4107.

6. BENEDET A L, MILÀ-ALOMÀ M, VRILLON A, et al. Differences between plasma and cerebrospinal fluid glial fibrillary acidic protein levels across the alzheimer disease continuum. JAMA Neurol, 2021, 78（12）: 1471-1483.

7. CHATTERJEE P, DORÉ V, PEDRINI S, et al. Plasma glial fibrillary acidic protein is associated with ^{18}F-SMBT-1 PET: two putative astrocyte reactivity biomarkers for Alzheimer's disease. J Alzheimers Dis, 2023, 92（2）: 615-628.

（李晶卉　整理）

（2）星形胶质细胞产生YKL-40，促进AD神经炎症和细胞损伤

神经免疫炎症是AD的核心发病机制，其特征是脑内神经胶质细胞过度激活，产生大量神经免疫炎症因子。在正常情况下，神经胶质细胞会通过产生适量的神经免疫炎性因子来监视脑内环境，保护脑组织免受多种异常因素的侵袭，从而发挥保护作用。然而，当有多种异常因素长期刺激时，神经胶质细胞会过度激活，产生大量神经免疫炎症因子，持续介导神经元变性和死亡，最终导致AD等神经变性病。

①神经免疫炎症促进AD病理进展、加速疾病进程

研究人员采用PET显像证实了AD患者脑中激活的小胶质细胞明显增多；在AD患者的脑样本和血清中均检测到神经免疫炎症因子水平明显升高；采用实时成像技术首次从存活的AD患者脑中找到了神经免疫炎症会导致神经炎性斑沉积、神经原纤维缠结扩散并驱动认知障碍进展的确凿证据。综上所述，神经免疫炎症是促进AD病理进展并加速疾病进程的驱动力。

②以星形胶质细胞激活为特征的神经免疫炎症是AD的重要病理生理机制

在AD相关的神经免疫炎症研究中，既往多倾向于认为小胶质细胞是神经免疫炎症的启动者和组织者，而星形胶质细胞在较晚阶段才参与神经免疫炎症的过程。然而如今，星形胶质细胞激活在神经免疫炎症中的作用日益受到关注。

星形胶质细胞是大脑中数量最多的神经胶质细胞，与大脑的多种重要功能都密切相关，包括保持神经元存活、诱导突触形成、维持神经递质平衡、产生神经营养因子、调节脑血流及维持血脑屏障完整等。在 AD 患者的临床前期，PET 显像显示星形胶质细胞明显激活，且早于 Aβ 斑块出现；在常染色体显性遗传 AD 患者的临床前期，星形胶质细胞激活成为 AD 发生的驱动因素并持续到轻度认知障碍（mild cognitive impairment，MCI）和痴呆阶段；尸检研究发现，在临床前期 AD 患者脑中，Aβ 斑块周围存在大量激活的星形胶质细胞；免疫组化研究发现，在临床早期 AD 患者的神经元尚未变性时，激活的星形胶质细胞与 Aβ 斑块会明显增加，星形胶质细胞激活是形成 AD 病理改变的早期促发事件。检测脑脊液 GFAP 水平和采用 PET 检测 AD 病理的研究显示，星形胶质细胞激活在临床前期 AD 患者的 Aβ 促进 tau 磷酸化、增加 AD 发生风险和促进认知障碍进展中发挥关键作用。综上所述，以星形胶质细胞激活为特征的神经免疫炎症在 AD 全程都发挥重要作用。

③星形胶质细胞产生 YKL-40，参与 AD 的发生发展

星形胶质细胞激活后会产生多种神经免疫炎症因子，其中，壳多糖酶-3 样蛋白 1（chitinase-3-like protein 1，CHI3L1）属于壳多糖酶家族，是由 *CHI3L1* 基因编码的分泌型糖蛋白，因其 N 端 3 个氨基酸为酪氨酸、赖氨酸和亮氨酸，其单字母代码分别为 Y、K 和 L，分子量为 40 kDa，故通常将其称为 YKL-40。YKL-40

具有激活免疫细胞、调节炎症反应、增加细胞分裂和存活、刺激组织重塑和血管生成及抑制细胞死亡等重要功能。但是，YKL-40水平异常升高将对脑组织产生破坏作用。

a.YKL-40是与AD高度相关的神经免疫炎症标志物

AD患者在临床前期和早期，脑脊液YKL-40水平会明显升高；在海马及内嗅皮层、颞中回、扣带回、额上回和初级视觉皮层等易受衰老和AD病理损害的脑区，激活的星形胶质细胞会明显增多，YKL-40水平也会明显升高。对AD患者进行纵向研究发现，脑脊液YKL-40水平升高与早期海马萎缩相关；额叶皮层激活的星形胶质细胞产生的大量YKL-40随AD的进展进一步升高；脑脊液YKL-40水平呈线性升高可预测AD进展风险明显增加和认知功能快速下降。因此，YKL-40是与AD高度相关的、由激活的星形胶质细胞产生的特异性神经免疫炎症标志物。

b.YKL-40产生增加参与神经免疫炎症级联反应

小胶质细胞有M1、M2两种表型，星形胶质细胞有A1、A2两种表型，M1和A1型为促炎表型，M2和A2型为抗炎表型。研究表明，活化的小胶质细胞通过分泌白细胞介素-1β（interleukin-1β，IL-1β）、肿瘤坏死因子-α（tumor necrosis factor-α，TNF-α）和补体C1q三种细胞因子，诱导A1型星形胶质细胞活化，从而发挥神经毒性和突触破坏作用。体外研究表明，IL-1β、IL-6、TNF-α和M1巨噬细胞的条件培养基可增加星形胶质细胞YKL-40的表达，而M2巨噬细胞的条件培养基可抑制YKL-40的转录。因此，小胶质细胞可能通过产生 IL-1β、TNF-α 和 C1q 激活星形胶质细胞形成 A1 表型，从而诱导 YKL-40 产生增加，加剧神经免疫炎症。

c.YKL-40 产生增加造成神经细胞毒性

研究人员试图揭示 YKL-40 对不同神经细胞的作用，以阐述其在小胶质细胞–星形胶质细胞–神经元的神经炎症轴中的具体作用。体内和体外研究表明，YKL-40 能够调节小胶质细胞激活状态（转变为促炎 M1 表型），还能上调炎症因子的表达。在一项体外研究中，研究人员将重组 YKL-40 加入原代小鼠皮层神经元培养液中，并评估神经元的存活状况和功能。研究发现，YKL-40 对神经元具有细胞毒性。有研究指出，AD 患者存在神经髓鞘的损伤，这种损伤的发生时间比临床症状的出现时间早 20 年。有研究利用亚历山大病（Alexander disease，AxD）的人类诱导多能干细胞体外疾病模型表明，携带 *GFAP* 突变的星形胶质细胞增加了 YKL-40 的表达，并可降低少突胶质细胞的增殖能力。此外，在 AxD 星形胶质细胞条件培养基中培养的少突胶质细胞增殖减少，用 YKL-40 中和抗体处理后才得以恢复，这表明星形胶质细胞可以分泌抑制少突胶质细胞增殖的因子，而 YKL-40 是重要中介。最近有证据表明，YKL-40 的表达增加可能会通过破坏血管生成、减少紧密连接蛋白的表达导致 AD 患者血脑屏障的完整性受损。因此，YKL-40 的产生增加可能作用于小胶质细胞，改变其激活状态，使炎症因子表达增加、神经保护因子表达减少；作用于少突胶质细胞，导致脱髓鞘和营养支持减少；作用于血管内皮细胞，导致血管损伤和血脑屏障完整性受损，从而参与 AD 的病理进展。

d.YKL-40 产生增加促进脑内 Aβ 沉积

在 Aβ42 诱导的 AD 小鼠模型中，研究人员通过使用 YKL-40 抑制剂评估其在 AD 中的作用。结果显示，YKL-40 抑制剂减少了核转录因子 -kB 信号通路中的炎症蛋白表达，包括诱导型一氧化氮合酶、环氧化酶 -2、GFAP 和离子化 Ca^{2+} 结合衔接蛋白 1；降低了脑内 TNF-α、IL-1β 和 IL-6 的信使核糖核酸水平；亦可减少 APP 的生成、降低 β 位淀粉样前体裂解酶 -1 的活性，从而减少脑内 Aβ 沉积、改善认知功能。另一组研究人员使用已敲除 *YKL-40* 基因的 5×FAD 转基因小鼠分析缺少 YKL-40 对 AD 病理进展的影响。结果显示，*YKL-40* 基因被敲除后减少了 Aβ 沉积，这可能与星形胶质细胞吞噬作用增强有关，表明 YKL-40 可以通过调节星形胶质细胞的功能和促进 Aβ 沉积来参与 AD 的发生发展。

综上所述，YKL-40 可能通过促进神经免疫炎症和加速 Aβ 聚集而损伤神经细胞，是 AD 的重要发病机制。

参考文献

1. CHEN L L, FAN Y G, ZHAO L X, et al. The metal ion hypothesis of Alzheimer's disease and the anti-neuroinflammatory effect of metal chelators. Bioorg Chem，2023，131：106301.

2. HOMMA H, TANAKA H, FUJITA K, et al. Necrosis links neurodegeneration and neuroinflammation in neurodegenerative disease. Int J Mol Sci，2024，25（7）：3636.

3. PASCOAL T A, BENEDET A L, ASHTON N J, et al. Microglial activation and tau propagate jointly across Braak stages. Nat Med, 2021, 27（9）: 1592-1599.

4. BELLAVER B, POVALA G, FERREIRA P C L, et al. Astrocyte reactivity influences amyloid-β effects on tau pathology in preclinical Alzheimer's disease. Nat Med, 2023, 29（7）: 1775-1781.

5. CONNOLLY K, LEHOUX M, O'ROURKE R, et al. Potential role of chitinase-3-like protein 1（CHI3L1/YKL-40）in neurodegeneration and Alzheimer's disease. Alzheimers Dement, 2023, 19（1）: 9-24.

6. MORENO-RODRIGUEZ M, PEREZ S E, NADEEM M, et al. Frontal cortex chitinase and pentraxin neuroinflammatory alterations during the progression of Alzheimer's disease. J Neuroinflammation, 2020, 17（1）: 58.

7. ZHANG H, NG K P, THERRIAULT J, et al. Cerebrospinal fluid phosphorylated tau, visinin-like protein-1, and chitinase-3-like protein 1 in mild cognitive impairment and Alzheimer's disease. Transl Neurodegener, 2018, 7: 23.

8. LANANNA B V, MCKEE C A, KING M W, et al. Chi3l1/YKL-40 is controlled by the astrocyte circadian clock and regulates neuroinflammation and Alzheimer's disease pathogenesis. Sci Transl Med, 2020, 12（574）: eaax3519.

9. CHOI J Y, YEO I J, KIM K C, et al. K284-6111 prevents the amyloid beta-induced neuroinflammation and impairment of recognition memory through inhibition of NF-κB-mediated CHI3L1 expression. J Neuroinflammation, 2018, 15（1）: 224.

10. HAM H J, LEE Y S, YUN J, et al. K284-6111 alleviates memory impairment and neuroinflammation in Tg2576 mice by inhibition of Chitinase-3-like 1 regulating ERK-dependent PTX3 pathway. J Neuroinflammation, 2020, 17（1）: 350.

11. MATUTE-BLANCH C, CALVO-BARREIRO L, CARBALLO-CARBAJAL I, et al. Chitinase 3-like 1 is neurotoxic in primary cultured neurons. Sci Rep, 2020, 10（1）：7118.

12. NASRABADY S E, RIZVI B, GOLDMAN J E, et al. White matter changes in Alzheimer's disease：a focus on myelin and oligodendrocytes. Acta Neuropathol Commun, 2018, 6（1）：22.

13. STAROSSOM S C, CAMPO GARCIA J, WOELFLE T, et al. Chi3l3 induces oligodendrogenesis in an experimental model of autoimmune neuroinflammation. Nat Commun, 2019, 10（1）：217.

14. LI L, TIAN E, CHEN X, et al. GFAP Mutations in astrocytes impair oligodendrocyte progenitor proliferation and myelination in an hiPSC model of alexander disease. Cell Stem Cell, 2018, 23（2）：239-251. e236.

15. IM J H, YEO I J, PARK P H, et al. Deletion of Chitinase-3-like 1 accelerates stroke development through enhancement of neuroinflammation by STAT6-dependent M2 microglial inactivation in Chitinase-3-like 1 knockout mice. Exp Neurol, 2020, 323：113082.

16. LANANNA B V, MCKEE C A, KING M W, et al. Chi3l1/YKL-40 is controlled by the astrocyte circadian clock and regulates neuroinflammation and Alzheimer's disease pathogenesis. Sci Transl Med, 2020, 12（574）.

17. PELKMANS W, SHEKARI M, BRUGULAT-SERRAT A, et al. Astrocyte biomarkers GFAP and YKL-40 mediate early Alzheimer's disease progression. Alzheimers Dement, 2024, 20（1）：483-493.

（荣璐　整理）

（3）可溶性髓样细胞触发性受体-2（soluble triggering receptor expressed on myeloid cells 2，sTREM2）对临床前期 AD 患者的保护作用

在 AD 的病程中，小胶质细胞的作用至关重要，它们负责识别和清除病理性 Aβ。sTREM2 在调节小胶质细胞的吞噬功能和炎症反应方面发挥着重要作用，对 AD 产生复杂的影响。研究发现，*sTREM2* 基因缺失的 AD 小鼠脑内 Aβ 斑块在早期和晚期减少，但在中期增多。此外，基线时脑脊液高水平的 sTREM2 可延缓海马萎缩和记忆下降，或与认知恶化相关。然而，目前仍缺乏关于 sTREM2 在 AD 病程中的动态变化及其对生物标志物和认知功能影响的研究。

①研究设计

来自西班牙的 Estrella Morenas-Rodríguez 教授及其团队于 2022 年在 *Lancet Neurology* 上发表了一项基于显性遗传性阿尔茨海默病网络（Dominantly Inherited Alzheimer Network，DIAN）的纵向研究，旨在探讨常染色体显性遗传性 AD 患者脑脊液中 sTREM2 的动态变化与病理、神经影像学及认知衰退之间的关联。研究对象的年龄在 18 岁以上，按照 *PSEN1*、*PSEN2* 和 *APP* 基因突变情况将研究对象分为致病基因携带组（$n=155$）和致病基因非携带组（$n=93$），按照 CDR 量表评分进一步划分为无症状携带者（基线 CDR 量表等于 0 分）和有症状携带者（基线 CDR 量表大于 0 分），前者每两年随访一次，后者每年随访一

次。该研究分析了基线时的人口学特征、神经心理学测评（包括单词列表、延迟回忆、数字符号编码、MMSE 及 CDR 量表）结果及脑脊液生物标志物（sTREM2、Aβ42、Aβ40、P-tau181 和 T-tau）水平，采用磁共振成像（magnetic resonance imaging，MRI）评估了研究对象楔前叶厚度的变化率和海马体积的平均值，采用匹兹堡化合物 B（Pittsburgh compound B，PiB）-PET 扫描评估大脑皮层 Aβ 负荷，采用线性混合效应模型对 sTREM2 与 AD 生物标志物、神经影像及认知功能之间的关系进行了纵向分析。

②致病基因携带组脑脊液 Aβ 水平影响 sTREM2 年增长率

研究结果显示，基线时携带致病基因组脑脊液 sTREM2 水平显著高于非携带组。在症状出现前 21 年时，致病基因携带组脑脊液 sTREM2 水平已经明显高于非携带组，且在随后的 21 年内持续保持升高的趋势。基线时，致病基因携带组脑脊液低水平的 Aβ42 和 Aβ42/Aβ40 独立预测了 sTREM2 的年增长率，表明早期 Aβ 沉积会导致 sTREM2 水平升高。

③致病基因携带组脑脊液 sTREM2 水平升高会导致 Aβ 水平下降

基线时，在致病基因携带及非携带组中 sTREM2 的年增长率与 PiB-PET 检测出的 Aβ 负荷、脑脊液 P-tau181 水平无直接关系。在症状出现前，致病基因携带组脑脊液 sTREM2 水平升高可以延缓 Aβ42 水平下降（即减少 Aβ 在脑内的沉积），皮层 Aβ 负荷减少；同时，致病基因携带组的脑脊液 sTREM2 的年增长率与 P-tau181 的年变化率也没有相关性。

④sTREM2 通过影响 Aβ 进而对 tau 病理发挥保护作用

研究人员在分析脑脊液 sTREM2 对皮层 Aβ 负荷相关的脑脊液 Aβ42 和 P-tau181 水平的影响时发现，致病基因携带组在症状出现前脑脊液高水平 sTREM2 对皮层 Aβ 负荷相关的 P-tau181 升高发挥保护作用，并且对脑脊液中皮层 Aβ 负荷相关的 Aβ42 降低也有保护作用。

⑤sTREM2 与较慢的认知衰退相关

神经影像学和认知评估结果表明，在症状出现前，致病基因携带组脑脊液 sTREM2 水平升高，显著缓解了楔前叶萎缩，延缓了认知能力下降。然而，致病基因携带组在症状出现前和有症状时脑脊液 sTREM2 水平的变化均与海马萎缩并无明显关联，这表明 sTREM2 对海马并没有显著的保护作用。

综上所述，该研究结果显示，在尚未出现症状的致病基因携带者中，极早期的 Aβ 沉积会导致 sTREM2 水平升高，其通过减少 Aβ 沉积进而为 tau 病理提供保护，这种保护效应在不同脑区会表现出显著差异，在 Aβ 沉积明显的脑区更为突出。sTREM2 能减缓认知功能下降。在已有症状的致病基因携带者中，脑脊液 sTREM2 水平升高与大脑皮层 Aβ 沉积减少相关。因此，sTREM2 的保护作用主要体现在 AD 的临床前期，开发增强 sTREM2 活性的疗法对干预 AD 具有重要意义。

参考文献

1. MORENAS-RODRÍGUEZ E, LI Y, NUSCHER B, et al. Soluble TREM2 in CSF and its association with other biomarkers and cognition in autosomal-dominant Alzheimer's disease: a longitudinal observational study. Lancet Neurol, 2022, 21(4): 329-341.

2. LEWCOCK J W, SCHLEPCKOW K, DI PAOLO G, et al. Emerging microglia biology defines novel therapeutic approaches for Alzheimer's disease. Neuron, 2020, 108(5): 801-821.

3. PASCOAL T A, BENEDET A L, ASHTON N J, et al. Microglial activation and tau propagate jointly across Braak stages. Nat Med, 2021, 27: 1592-1599.

4. UHLMANN R E, ROTHER C, RASMUSSEN J, et al. Acute targeting of pre-amyloid seeds in transgenic mice reduces Alzheimer-like pathology later in life. Nat Neurosci, 2020, 23(12): 1580-1588.

5. HUANG Y, HAPPONEN K E, BURROLA P G, et al. Microglia use TAM receptors to detect and engulf amyloid β plaques. Nat Immunol, 2021, 22(5): 586-594.

6. MEILANDT W J, NGU H, GOGINENI A, et al. Trem2 deletion reduces late-stage amyloid plaque accumulation, elevates the Aβ42: Aβ40 ratio, and exacerbates axonal dystrophy and dendritic spine loss in the PS2APP Alzheimer's mouse model. J Neurosci, 2020, 40: 1956-1974.

（李晶卉　整理）

7. 阿尔茨海默病伴发抑郁——颞叶萎缩与铁沉积相关

研究发现，约 50% 的 AD 患者会出现抑郁症状，抑郁是 AD 最常见的神经精神症状之一，鉴于 AD 和抑郁之间的关联及其相似的发病机制，探明 AD 伴发抑郁患者脑内的病理变化至关重要。研究发现，铁对维持正常的脑功能发挥关键作用，铁代谢紊乱参与炎症并产生自由基是 AD 和抑郁发生和发展的关键环节。在 AD 患者中，脑中的铁水平会显著升高，从而加重认知障碍，铁水平升高被认为是 AD 进展的生物标志物之一。在抑郁小鼠中，铁超载会损害海马的功能连接，促进抑郁发展。对于患有抑郁的老年人，磁共振定量磁化率成像（quantitative magnetization transfer imaging，qMTI）显示，其丘脑中铁的积累增加是抑郁症状的重要诱因。然而，目前尚无对 AD 患者抑郁症状与铁代谢紊乱之间关系的研究。

近年的研究发现了可作为诊断和治疗抑郁及 AD 生物标志物的关键基因。然而，抑郁和 AD 患者颞叶皮层中差异表达基因（differentially expressed gene，DEG）的具体机制仍不明确。

（1）研究方法

我们团队采用生物信息学方法在颞叶皮层中鉴定了与抑郁和 AD 相关的差异表达基因，并通过 Metascape 工具进行功能富集分析；对 21 例 AD 伴抑郁患者和 39 例 AD 不伴抑郁患者的人口学资料、认知功能、脑脊液铁及相关蛋白（转铁蛋白、铁蛋白、乳铁蛋白）水平进行分析；采用MRI测量颞叶皮层厚度，并分析抑郁、脑脊液铁/蛋白水平与颞叶皮层厚度的相关性；运用孟德尔随机化（Mendelian randomization，MR）方法阐明了转铁蛋白和抑郁之间的因果关系。

（2）研究结果

我们团队首次识别出了5个AD和抑郁共享的DEG，包括细胞色素b还原酶1（cytochrome b reductase 1，CYBRD1）、桥粒联结核蛋白（AHNAK nucleoprotein）、髓鞘蛋白聚糖（versican，VCAN）、Wnt无翼子配体分泌介导因子（wntless wnt ligand secretion mediator，WLS）和震颤蛋白（Quaking，QKI）。在AD的基因表达综合数据库（gene expression omnibus，GEO）的数据集中，功能富集分析显示上述基因涉及的前8个通路包括组织稳态的维持、对金属离子的反应、细胞外基质组织的调控、受体内化的正调控、一碳化合物的运输、血脑屏障的维持、腺体的发育和解剖结构稳态的维持。在这5个基因中，*CYBRD1*基因富集在金属离子代谢通路中。CYBRD1蛋白作为双血红素跨膜电子转运蛋白家族的成员参与铁的转运。作为一种铁还原酶，CYBRD1蛋白可将铁离子还原为亚铁离子，使二价金属转运蛋白1能够摄取铁，所以*CYBRD1*表达异常会导致铁沉积和铁稳态失调。大多数研究的关注点都在*CYBRD1*基因与癌症的联系上，很少有研究关注其在AD和抑郁中的作用的研究。我们对GEO的数据集进行分析发现，*CYBRD1* 的水平在 AD 和抑郁患者脑中均有增加，特别是在颞叶皮层中。*CYBRD1* 基因编码的蛋白质与参与铁代谢的蛋白质发生相互作用。对基因集进行富集分析的结果显示，*CYBRD1* 过表达与 AD 和抑郁患者的铁代谢紊乱相关。基于这些结果，我们提出了假设：AD 伴抑郁患者的颞叶皮层可能存在铁代谢异常。

我们团队比较了 AD 伴发抑郁组和 AD 不伴发抑郁组脑脊液铁及代谢相关蛋白的水平。在校正年龄和性别后，我们发现 AD 伴抑郁组脑脊液转铁蛋白的水平显著高于 AD 不伴抑郁组。相关性分析显示，AD 患者脑脊液转铁蛋白水平的升高与抑郁症状加重存在强相关性。随后，通过孟德尔随机化分析，我们还发现了血清中转铁蛋白水平与抑郁之间因果关系的遗传证据，这可能在一定程度上解释了脑脊液转铁蛋白水平与抑郁之间的密切关联。

我们团队进一步研究发现，AD 伴抑郁组的双侧颞叶皮层明显萎缩，抑郁与右侧颞叶皮层萎缩相关。AD 患者颞叶皮层中存在淀粉样蛋白沉积和 tau 蛋白聚集，导致神经元变性和颞叶萎缩。抑郁也与某些脑区，特别是颞叶和额叶皮质的萎缩相关。神经免疫炎症和氧化应激在 AD 和抑郁的病程中均扮演重要角色，其长期效应会导致颞叶皮层萎缩。在主要表现为右侧颞叶皮层萎缩的患者中，超过一半伴发抑郁，这可归因于右侧颞叶皮层负责处理情感信息，特别是负面情绪。我们进行生物信息学分析显示，铁

代谢相关基因 *CYBRD1* 表达在 AD 和抑郁患者的颞叶皮层中增加，这表明铁代谢紊乱可能是患者颞叶皮层萎缩的关键机制之一。基于这些发现，我们推测 AD 伴抑郁、铁代谢紊乱和颞叶皮层萎缩之间可能存在关联。

我们团队进一步分析了 AD 伴发抑郁组脑铁代谢紊乱和颞叶皮层萎缩之间的关系，发现 AD 伴发抑郁组脑脊液转铁蛋白水平升高与双侧颞叶皮层厚度减小之间显著相关。先前的研究表明，AD 病理蛋白和神经免疫炎症因子的积累会导致脑脊液转铁蛋白水平升高，进而使 AD 伴发抑郁组的颞叶皮层中发生铁沉积，铁沉积会通过芬顿反应触发氧化应激，产生大量有害的自由基，导致细胞膜、蛋白质和 DNA 损伤，最终造成神经元死亡和颞叶皮层萎缩。此外，我们还观察到 AD 伴发抑郁组脑脊液铁水平升高与左侧颞叶皮层厚度减小显著相关。值得注意的是，AD 伴发抑郁组较不伴发抑郁组脑脊液转铁蛋白水平显著升高，但脑脊液铁水平没有变化，因此，我们推测铁水平可能在转铁蛋白水平升高后才发生变化。此外，在 AD 患者中观察到左侧颞叶皮层萎缩与铁代谢紊乱有关。我们观察到的脑脊液铁水平升高与左侧颞叶皮层厚度减小的相关性可能解释了 AD 发病在左右脑的差异。

综上所述，脑铁代谢紊乱、铁沉积及其对颞叶皮层萎缩的影响是导致 AD 伴发抑郁的机制之一，这一发现为开发有效的药物减轻 AD 患者的铁沉积最终缓解抑郁提供了临床依据。

参考文献

1. GUAN X, GUO T, ZHOU C, et al. Altered brain iron depositions from aging to Parkinson's disease and Alzheimer's disease: a quantitative susceptibility mapping study. Neuroimage, 2022, 264: 119683.

2. PAN R, LUO S, HUANG Q, et al. The associations of cerebrospinal fluid ferritin with neurodegeneration and neuroinflammation along the Alzheimer's disease continuum. J Alzheimers Dis, 2022, 88（3）: 1115-1125.

3. ZENG T, LI J, XIE L, et al. Nrf2 regulates iron-dependent hippocampal synapses and functional connectivity damage in depression. J Neuroinflammation, 2023, 20（1）: 212.

4. FU X, HE Y, XIE Y, et al. A conjoint analysis of bulk rna-seq and single-nucleus rna-seq for revealing the role of ferroptosis and iron metabolism in als. Front Neurosci, 2023, 17: 1113216.

5. QING M, ZHOU J, CHEN W, et al. Highly expressed cybrd1 associated with glioma recurrence regulates the immune response of glioma cells to interferon. Evid Based Complement Alternat Med, 2021, 2021: 2793222.

（李晶　整理）

8. 阿尔茨海默病与血脑屏障受损

血脑屏障是神经-血管单元的核心组分，主要由脑毛细血管内皮细胞及其包绕在其外的周细胞、星形胶质细胞足突和基底膜构成，是中枢神经系统和外周血液循环之间重要的生理屏障。血脑屏障破坏可能是 AD 的早期事件之一，甚至早于 AD 神经病理蛋白的出现。研究发现，牙周炎、幽门螺杆菌感染、肠道菌群紊乱和超重导致血脑屏障受损，从而与 AD 有关。

（1）牙周炎通过破坏 AD 患者的血脑屏障加重 AD 病理

人体口腔菌群多达 700 余种，包括细菌、病毒、真菌及螺旋体等。口腔含有复杂的菌群栖息地，包括牙龈、龈沟、舌、上腭、颊及唾液等。口腔菌群受特定局部因素的调节，并与宿主共生。在健康状态下，人体口腔菌群的数量与宿主的免疫系统是保持稳态的。

牙周炎是最常见的口腔感染性疾病，是多种菌群感染引发的口腔慢性炎症性疾病，感染的菌群多为革兰氏阴性厌氧菌，常以菌斑的形式存在。与 AD 相关的主要牙周炎致病菌是牙龈卟啉单胞菌，它是一种非酵解糖的革兰氏阴性厌氧球杆菌，是重要的牙周炎致病菌之一，最新研究显示，牙龈卟啉单胞菌与早期 AD 有关。牙周炎和 AD 均好发于中老年人群，特别是老年人机体不断老化及衰弱，血脑屏障的结构与功能发生退变、通透性增加，导致牙周炎的致病菌及其产生的毒力因子，如牙龈蛋白酶、脂多糖及炎症因子等，可经退变的血脑屏障进入脑中，通过相关机制参与 AD 的发生及进展。

我们团队发现 AD 伴发牙周炎组血脑屏障相关指标，如基质金属蛋白酶 -3（matrix metalloproteinase-3，MMP-3）水平显著升高、低密度脂蛋白受体相关蛋白 1（lipoprotein receptor related protein 1，LRP1）水平显著降低，这表明伴发牙周炎的 AD 患者血脑屏障会破坏得更明显。研究人员对死亡的 AD 患者进行尸检发现，MMP-3 会在 Aβ 斑块周围高表达，并与脑脊液 P-tau 水平升高相关。因此，牙周炎可能会破坏血脑屏障，从而加重 AD 患者脑内的病理改变，而血脑屏障破坏也为外周炎症因子进入脑内、加重神经炎症提供了可能。

（2）幽门螺杆菌感染会加重 AD 患者血脑屏障受损

幽门螺杆菌（helicobacter pylori，HP）是一种微需氧、螺旋形的革兰氏阴性细菌，主要定植于人类的胃黏膜组织，影响全球约一半的人口。HP 可存在于恶劣的环境中，如胃的酸性环境。粪口途径是 HP 的主要传播途径，主要通过受污染的水或食物传播。HP 感染是导致 AD 发生的重要因素。在已经诊断为 AD 的患者中，根除 HP 可以改善患者的整体健康状况，并对提高其认知能力产生积极影响，提高 5 年生存率。然而，HP 对 AD 患者血脑屏障的具体影响尚无报道。HP 是否可破坏血脑屏障、释放炎症介质、触发神经炎症、最终导致 AD，目前尚未明确。

①研究方法

我们团队纳入了 62 例符合美国国家衰老研究所和阿尔茨海默病协会标准诊断的 AD 患者，分为 AD 伴发 HP 感染组（AD-HP 组，21 例）与 AD 不伴发 HP 感染组（AD-nHP 组，41 例）。我们采用酶联免疫吸附法检测脑脊液血脑屏障相关因子及神经免疫炎症因子和AD病理蛋白的水平，并分析上述指标之间的相关性。

②研究结果

AD-HP组脑脊液基质金属蛋白酶-9（matrix metalloproteinase-9，MMP-9）和血管内皮生长因子（vascular endothelial growth factor，VEGF）水平显著低于AD-nHP组；AD-HP组脑脊液P-tau（T181）水平显著高于AD-nHP组；在AD患者中，晚期糖基化终产物受体（receptor for advanced glycation end products，RAGE）、MMP9、闭锁小带蛋白-1（zonula occludens-1，ZO-1）和紧密连接蛋白-5（claudin-5，CLDN-5）水平与P-tau（T231）水平呈显著正相关。进一步分析AD患者脑脊液神经免疫炎症因子与血脑屏障指标的相关性发现，AD患者脑脊液TNF-α与ZO-1，INF-γ与VEGF，IL-1β与RAGE，sTREM2与血小板源性生长因子受体β（platelet-derived growth factor receptor β，PDGFRβ），YKL-40与MMP-3、MMP-9、RAGE水平之间均呈显著正相关，这表明AD患者脑脊液神经免疫炎症与血脑屏障通透性增加有关。

以上研究结果提示，伴发HP感染的AD患者血脑屏障受到破坏，且与神经免疫炎症相关；同时P-tau水平升高，其可能与神经免疫炎症有关。

（3）肠道菌群紊乱与血脑屏障受损

脑-肠轴是指中枢神经系统与肠神经系统之间形成的双向通路，涉及神经、内分泌及免疫等多条途径。AD患者肠道菌群的组成和丰度会发生明显改变，而肠道菌群及其代谢产物反过来也可通过脑-肠轴影响患者的AD病理进展和认知功能。

多项研究发现，肠道菌群与AD患者的血脑屏障破坏有关。无菌小鼠的闭合蛋白（occludin）和CLDN-5等紧密连接相关蛋白的表达会明显下降，致使血脑屏障通透性增加。用含有双歧杆菌和乳杆菌的益生菌处理AD模型小鼠后，CLDN-1、occludin和ZO-1的表达明显升高。

一些肠道菌群的代谢产物，如脂多糖、短链脂肪酸、胆汁酸和三甲胺N-氧化物等也可能影响血脑屏障的结构和功能。脂多糖是革兰氏阴性菌细胞壁外膜的组成成分，由脂质和多糖组成。研究发现，AD患者血浆脂多糖水平会明显升高。脂多糖可通过以下机制损害血脑屏障：①脂多糖直接损伤内皮细胞，破坏RAGE的结构，进而损害血脑屏障并影响Aβ经血脑屏障的转运；②循环中的脂多糖与Toll样受体4（toll-like receptor 4，TLR4）结合，通过驱动核因子κB的表达而启动系统性炎症，产生炎性因子，诱导周细胞变性和内皮细胞凋亡，进而增加血脑屏障的通透性。持续的炎症会过度激活小胶质细胞、星形胶质细胞和相关细胞毒性通路的转录，吞噬星形胶质细胞的足突，加重AD病理。

短链脂肪酸包括乙酸盐、丙酸盐和丁酸盐等，是肠道菌群发酵非消化底物产生的主要代谢产物。部分短链脂肪酸可进入全身循环，跨过血脑屏障进入脑内。无菌小鼠在接受丁酸梭菌或拟杆菌定植后，紧密连接蛋白的表达上调，血脑屏障功能部分恢复；短链脂肪酸还能通过上调G蛋白偶联受体和下调核因子κB信号通路减轻炎症反应，进而改善血脑屏障功能。

胆汁酸是对以胆固醇为原料在肝脏中经过一系列酶促反应合成的胆烷酸的总称，是胆汁的主要成分。胆汁酸产生和重吸收的过程需要多种酶来催化完成，而这些酶的产生和表达会受到肠道菌群调节。与认知功能正常者相比，AD患者血清中初级胆汁酸水平明显降低，而次级胆汁酸水平明显升高。胆汁酸通过诱导occludin磷酸化而重新分配occludin、ZO-1和ZO-2的定位。部分胆汁酸（鹅脱氧胆酸、牛磺胆酸等）促进活性氧生成，诱发脑内神经免疫炎症，从而损伤血脑屏障。

肠道菌群可摄取海鱼、鸡蛋、肝脏及豆类等食物中的膳食营养素（如胆碱、卵磷脂和左旋肉碱），在胆碱三甲胺裂解酶的催化下产生三甲胺。三甲胺经过门脉循环进入肝脏，并被黄素单加氧酶氧化生成三甲胺N-氧化物。在AD患者的脑脊液中可以检测到三甲胺N-氧化物，提示其可能会通过血脑屏障进入脑内。与认知功能正常者相比，AD患者脑内三甲胺N-氧化物水平有所升高，其促进AD病理蛋白产生和神经变性。但是，三甲胺N-氧化物对血脑屏障的作用尚存在争议，有研究发现，高水平三甲胺N-氧化物可诱导氧化应激，过度激活神经胶质细胞，造成神经免疫炎症，从而损伤血脑屏障；还有研究发现，生理剂量的三甲胺N-氧化物通过诱导酶联蛋白-A1对血脑屏障的完整性发挥积极的调节作用。以上结果提示，三甲胺 N- 氧化物和血脑屏障的关系可能与其剂量有关。

（4）超重通过破坏 AD 患者血脑屏障的完整性而加重认知障碍

研究表明，超重能通过破坏血脑屏障损害认知功能，并且外周炎症因子能通过受损的血脑屏障进入脑内。高脂饮食导致大鼠血脑屏障的完整性受损，加剧神经免疫炎症并导致海马依赖性认知功能下降。降脂和抗炎药物可以逆转高脂饮食诱导的血脑屏障损伤。动物研究发现，超重加重老年小鼠海马血脑屏障破坏，导致血浆成分如 IgG 外渗，从而促进以小胶质细胞激活和细胞因子水平升高为特征的神经免疫炎症。然而，超重对血脑屏障破坏的影响尚未在 AD 患者中得到充分证实。

①研究方法

我们团队纳入了符合美国国家衰老研究所和阿尔茨海默病协会标准诊断的 AD 患者，根据中国肥胖问题工作组对中国人口的体重推荐标准和身体质量指数（body mass index，BMI）水平将患者分为体重正常组（BMI18.5～23.9 kg/m²）和超重组（BMI≥24 kg/m²），采用酶联免疫吸附法检测脑脊液血脑屏障相关因子、神经免疫炎症和 AD 病理蛋白的水平，并分析上述指标之间的相关性。

②研究结果

我们团队发现，超重的 AD 患者脑脊液血脑屏障内皮细胞连接之间的紧密连接蛋白 ZO-1 和 CLDN 水平显著降低，尤其是 ZO-1 的降低与超重密切相关，并且，脑脊液 ZO-1、CLDN、RAGE 和 GFAP 的大量丢失与一氧化氮（nitric oxide，NO）、过氧化氢（hydrogen peroxide，H_2O_2）和 IL-1β 等神经免疫炎症因子水平升高有关。我们还发现，高 BMI 的 AD 患者脑内 ZO-1 和 CLDN 破坏增加，BMI 越高，ZO-1 丢失越多。

综上所述，血脑屏障破坏可能是超重的 AD 患者脑内神经免疫炎症水平升高的机制，这一发现表明超重会加重 AD 患者的血脑屏障破坏、增强脑内神经免疫炎症，强调了管理体重在预防神经免疫炎症发展及 AD 病理进展中的重要性。

总之，AD 患者血脑屏障受损与牙周炎、幽门螺杆菌感染、肠道菌群紊乱和超重有关，上述因素通过增强外周炎症、影响脑-肠轴、诱发中枢神经免疫炎症等通路导致 AD 患者血脑屏障破坏，促进 AD 病理进展，进而加重认知障碍。

参考文献

1. BALASUBRAMANIAN P，KISS T，TARANTINI S，et al. Obesity-induced cognitive impairment in older adults：a microvascular perspective. Am J Physiol Heart Circ Physiol，2021，320（2）：H740-H761.

2. BUIE J J，WATSON L S，SMITH C J，et al. Obesity-related cognitive impairment：the role of endothelial dysfunction. Neurobiol Dis，2019，132：104580.

3. ALKHALIFA A E，AL-GHRAIYBAH N F，ODUM J，et al. Blood-Brain barrier breakdown in Alzheimer's disease：mechanisms and targeted strategies. Int J Mol

Sci, 2023, 24（22）：16288.

4. KARCZEWSKI J, ZIELIŃSKA A, STASZEWSKI R, et al. Obesity and the Brain. Int J Mol Sci, 2022, 23（11）：6145.

5. AL-FAKHRANY O M, ELEKHNAWY E. Helicobacter pylori in the post-antibiotics era：from virulence factors to new drug targets and therapeutic agents. Arch Microbiol, 2023, 205（9）：301.

6. NOORI M, MAHBOOBI R, NABAVI-RAD A, et al. Helicobacter pylori infection contributes to the expression of Alzheimer's disease-associated risk factors and neuroinflammation. Heliyon, 2023, 9（9）：e19607.

7. XIE J, COOLS L, VAN IMSCHOOT G, et al. Helicobacter pylori-derived outer membrane vesicles contribute to Alzheimer's disease pathogenesis via C3-C3aR signalling. J Extracell Vesicles, 2023, 12（2）：e12306.

8. SUN M, MA K, WEN J, et al. A review of the brain-gut microbiome axis and the potential role of microbiota in Alzheimer's disease. J Alzheimers Dis, 2020, 73（3）：849-865.

9. PROFACI C P, MUNJI R N, PULIDO R S, et al. The blood brain barrier in health and disease：important unanswered questions. J Exp Med, 2020, 217（4）：e20190062.

10. QIAN X H, SONG X X, LIU X L, et al. Inflammatory pathways in Alzheimer's disease mediated by gut microbiota. Ageing Res Rev, 2021, 68：101317.

11. YANG X, YU D, XUE L, et al. Probiotics modulate the microbiota-gut-brain axis and improve memory deficits in aged SAMP8 mice. Acta Pharm Sin B, 2020, 10（3）：475-487.

12. MAHMOUDIANDEHKORDI S，ARNOLD M，NHO K，et al. Altered bile acid profile associates with cognitive impairment in Alzheimer's disease-an emerging role for gut microbiome. Alzheimers Dement，2019，15（1）：76-92.

13. 何明月，张巍. 阿尔茨海默病中肠道微生物群与血脑屏障关系研究进展. 中国神经精神疾病杂志，2023，49（3）：179-184.

（李晶卉　李晶　刘湛　整理）

9. 阿尔茨海默病与肠道菌群紊乱

AD是一种多因素导致的疾病，在很大程度上受到遗传、生活方式和环境因素的影响。众所周知，全身循环系统的环境变化会加速AD病理发展，肠道菌群易受生活方式和环境影响，具有特殊的易感性，成为AD研究的关键目标。肠道是人体最大的微生物储存库，在人类肠道内大约聚集着100万亿个微生物，肠道微生物群编码超过300万个基因，产生数千种代谢产物。

（1）脑-肠轴

脑-肠轴是肠道菌群和中枢神经系统之间的双向交流，其至少可以通过三条平行且相互联系的途径实现。

①免疫途径。肠道菌群作用于肠道后，与局部免疫细胞发生相互作用，激活周围细胞免疫及体液免疫，在神经免疫炎症存在时，血脑屏障通透性发生改变，可使肠道菌群及其代谢产物及外周免疫细胞通过这一屏障，对脑实质进行侵袭。

②内分泌/系统性途径。肠道菌群及其代谢产物可通过肠道内分泌细胞和肠嗜铬细胞发出信号,从而调节神经肽,如激素、单胺类神经递质等的分泌;肠道菌群还与下丘脑-垂体-肾上腺轴介导的神经内分泌信号通路具有双向调节作用。

③神经途径。肠道菌群及其代谢产物可直接与肠神经系统及其支配的迷走神经和脊髓传入神经相互作用,产生的局部信号可通过感觉神经回路传递到认知和情绪相关脑区;反过来,迷走神经和脊髓的传出神经将信号传递至肠黏膜,并直接或间接影响胃肠稳态,调节肠道内神经元的活动,最终影响胃肠道的生理、局部免疫功能和肠道菌群的组成。

(2)AD患者的肠道菌群变化

AD患者肠道菌群的组成发生了改变,与对照组相比,在门水平上,AD组厚壁菌门和放线菌门丰度减少,而拟杆菌门丰度增加;在属水平上,AD组7个菌属的丰度减少,6个菌属的丰度增加。AD患者肠道菌群的改变与临床特征相关,年龄、病程、MMSE量表评分等指标与不同菌属丰度之间呈现不同的相关性。在AD患者的肠道中,促炎菌增多、抗炎菌减少;促炎菌成分,如脂多糖和淀粉样蛋白及代谢产物(支链氨基酸)增加,而抗炎代谢物,如短链脂肪酸、胆汁酸和神经递质减少,上述变化促进了AD患者的外周和中枢炎症,导致Aβ产生增加、清除减少及tau的过度磷酸化,从而加剧神经元损伤,最终加速AD进展。

（3）肠道菌群导致 AD 发生发展的机制

① 通过不饱和脂肪酸相关神经免疫炎症促进 AD 病理进展，加重患者认知障碍

中国的叶克强教授团队在 *Gut* 上发表了肠道菌群通过不饱和脂肪酸相关神经免疫炎症影响 AD 病理和认知障碍的研究，结果显示，与无特定病原体的 AD 小鼠相比，无菌 AD 小鼠脑内 AD 神经病理蛋白负荷更少，小胶质细胞和 CCAAT/ 增强子结合蛋白 β（CCAAT/enhancer-binding protein β，C/EBPβ）/ 天冬酰胺内肽酶（asparagine endopeptidase，AEP）通路的激活更弱，炎症代谢产物水平更低，与不饱和脂肪酸代谢相关的促炎酶的活性更低，认知功能更好。在接受 AD 患者的粪菌移植后，无菌 AD 小鼠肠道中与多不饱和脂肪酸代谢相关的拟杆菌属富集，脑内 AD 神经病理蛋白沉积增加，C/EBPβ/AEP 通路激活，与不饱和脂肪酸代谢相关的促炎酶的活性和炎症代谢产物水平均升高，提示 AD 患者的肠道菌群可通过不饱和脂肪酸加重无菌小鼠的 AD 神经病理和神经炎症。

② AD 患者的肠道菌群紊乱导致认知和海马神经发生缺陷

海马在学习和记忆中发挥关键作用，并特别易受 AD 神经病理的影响，是 AD 发病时最早受累的脑区之一。海马存在神经干细胞，其会在整个生命周期中产生新的神经元，这一过程被称为成年海马神经发生（adult hippocampal neurogenesis，AHN）。

有研究将年龄相仿的 AD 患者和健康对照者的粪菌移植到无

菌成年大鼠体内，发现 AD 患者的粪菌改变了大鼠的肠道菌群，大鼠的粪便含水量和食物摄入量均显著增加，结肠缩短，且近端结肠隐窝肥大和加深，结肠和回肠的杯状细胞减少，杯状细胞是肠道内分泌黏蛋白的主要细胞之一，因此，上述结果表明，移植了 AD 患者的粪菌导致大鼠体内黏蛋白产生减少。

大鼠接受人类粪菌移植 2 周后，研究人员发现 AD 患者肠道菌群对大鼠的焦虑、抑郁等 AD 精神症状特征无特定影响，但对许多依赖于 AHN 的其他认知任务，如长期空间记忆、新物体识别记忆，产生了影响。这表明接受 AD 患者粪菌移植诱导了大鼠产生 AHN 依赖性认知损害，而且大鼠认知损害的严重程度与供体患者的认知评分相关。AD 患者的肠道菌群可减少成年大鼠的神经发生，与接受对照者粪菌移植的大鼠相比，AD 患者的肠道菌群会对成年大鼠神经元的存活和树突树状化进入齿状回的分子层产生负面影响。对比接受 AD 患者和对照者粪菌移植的两组大鼠发现，齿状回中小胶质细胞的密度无显著差异，且离子化钙结合适配分子 1 阳性的小胶质细胞体部仅有微小差异，表明该脑区的神经免疫炎症过程对接受 AD 患者粪菌移植的大鼠所表现出的认知障碍影响很小。研究人员将人胚胎海马祖细胞暴露于对照者和 AD 患者的血清中，并确定表达神经干细胞增殖（Ki67）、分化（微管相关蛋白 2、双皮质素）和程序性死亡（半胱天冬酶-3）标志物的细胞百分比，结果显示 AD 患者的血清损害了神经元的分化。与接受对照者粪菌移植的大鼠相比，接受 AD 患者粪菌移植大鼠的盲肠和海马代谢组学的变化明显不同，盲肠 184 种代谢物中有 13 种、海马 123 种代谢物中有 3 种的丰度存在明显差异。

该研究评估了 AD 患者循环系统的环境对海马神经发生的影响，证明 AD 患者的肠道菌群足以导致健康的年轻成年大鼠产生 AD 的认知症状及 AHN 损伤。此外，体外试验证明 AD 患者的血清会引起人类细胞出现 AHN 损伤，这证明 AHN 是 AD 时在全身循环系统和肠道的综合作用下脑内细胞的发生过程。

③AD 伴发营养不良患者肠道菌群多样性下降、代谢物种类减少

我们团队研究发现，肠道菌群的多样性越高，AD 患者的健康状况就越好。衰老、营养失衡和 AD 均会造成肠道菌群的多样性显著下降。与营养良好的 AD 患者相比，伴发营养不良的 AD 患者的肠道菌群多样性（主要是丰度）显著减少，二者的群落结构存在显著差异。肠道菌群在维持肠道健康、免疫系统调节和营养吸收等方面都发挥关键作用，肠道菌群多样性下降会造成肠黏膜屏障受损、免疫系统失衡、感染风险增加、营养消化和吸收障碍等一系列不良影响。

我们团队研究发现，AD 伴发营养不良的患者粪便中促炎菌丰度减少，抗炎菌丰度增加。既往我们观察到肥胖患者粪便中的拟杆菌科丰度增加，阿克曼氏菌科和双歧杆菌科丰度减少，减轻体重后阿克曼氏菌科的丰度增加，这表明肥胖患者存在更显著的肠道菌群紊乱，并可能进一步造成外周和中枢神经炎症，营养不

良患者则可能存在相反的变化。此外，我们团队还发现，AD 伴发营养不良患者的粪便中肠道菌群代谢产物及其通路较营养良好者发生了显著变化，与营养良好组相比，营养不良组粪便中有多种代谢产物减少，包括 23- 诺尔胆酸、依太二烯酸 3- 醋酸酯、β- 丙氨酸、正 – 羟基苯乙酸、猪去氧胆酸、3-（3- 羟基苯基）-3- 羟基丙酸和厄贝沙坦；其中，23- 诺尔胆酸、依太二烯酸 3- 醋酸酯和猪去氧胆酸属于胆汁酸，β- 丙氨酸属于氨基酸，正 – 羟基苯乙酸和厄贝沙坦属于苯类化合物，3-（3- 羟基苯基）-3- 羟基丙酸属于有机酸。上述改变可能会对 AD 产生负面影响，因为大脑对氨基酸、苯类化合物和有机酸等的需求很高，这些物质在神经递质合成、神经保护和代谢调节等方面都发挥重要作用。我们基于京都基因与基因组百科全书（Kyoto Encyclopedia of Genes and Genomes，KEGG）数据库对营养良好组和营养不良组粪便中的差异代谢产物进行代谢通路富集分析，共鉴定出 9 条代谢通路，按照包含的代谢产物占比由大到小排列依次为氨基酸代谢（37.27%）、碳水化合物代谢（17.39%）、脂质代谢（13.66%）、外源物质的生物降解和代谢（10.56%）、核苷酸代谢（8.70%）、辅因子和维生素代谢（7.45%）、其他次生代谢物的生物合成（3.11%）、其他氨基酸代谢（1.24%）和能量代谢（0.62%）。在 9 个组间差异代谢产物中，邻羟基苯乙酸富集至苯丙氨酸代谢通路，苯丙氨酸代谢参与酪氨酸合成，因此参与多巴胺等神经递质的合成。我们推测营养不良可能会使邻羟基苯乙酸水平降低，导致多巴胺水平下降，进而损害AD患者的认知功能。营养不良还可能导致β-丙氨酸水平下降，造成甘氨酸与谷氨酸受体的结合变多，从而使谷氨酸水平升高，损害AD患者的认知功能。综上，营养不良可通过多条途径影响AD患者认知功能。

综上，肠道菌群广泛参与脑-肠轴的双向交流，在AD病理生理过程中发挥重要作用。AD患者的肠道菌群组成发生显著变化，包括菌门和菌属丰度改变，促炎菌与抗炎菌比例失衡，促进外周和中枢炎症，加剧神经元损伤，从而与AD临床特征相关；肠道菌群紊乱还可通过不饱和脂肪酸相关神经免疫炎症和海马神经发生缺陷相关；AD伴发营养不良患者的肠道菌群多样性下降，代谢物种类减少，对AD进一步产生负面影响。因此，靶向脑-肠轴为AD的治疗提供了新视角和新希望，未来的研究有望在这一领域取得更多突破。

参考文献

1. CRYAN J F, O'RIORDAN K J, COWAN C S M, et al. The microbiota-gut-brain axis. Physiol Rev, 2019, 99（4）：1877-2013.

2. SUN M, MA K, WEN J, et al. A review of the brain-gut-microbiome axis and the potential role of microbiota in Alzheimer's disease. J Alzheimers Dis, 2020, 73（3）：849-865.

3. GRABRUCKER S, MARIZZONI M, SILAJDŽIĆ E, et al. Microbiota from

Alzheimer's patients induce deficits in cognition and hippocampal neurogenesis. Brain, 2023, 146（12）: 4916-4934.

4. KIM M S, KIM Y, CHOI H, et al. Transfer of a healthy microbiota reduces amyloid and tau pathology in an Alzheimer's disease animal model. Gut, 2020, 69（2）: 283-294.

5. QIAN X H, SONG X X, LIU X L, et al. Inflammatory pathways in Alzheimer's disease mediated by gut microbiota. Ageing Res Rev, 2021, 68: 101317.

6. CHEN C, LIAO J, XIA Y, et al. Gut microbiota regulate Alzheimer's disease pathologies and cognitive disorders via PUFA-associated neuroinflammation. Gut, 2022, 71（11）: 2233-2252.

7. STRASSER B, WOLTERS M, WEYH C, et al. The effects of lifestyle and diet on gut microbiota composition, inflammation and muscle performance in our aging society. Nutrients, 2021, 13（6）: 2045.

（连腾宏　整理）

阿尔茨海默病的生物标志物

10. 血液、脑脊液和 PET 生物标志物

2018 年美国国家衰老研究所和阿尔茨海默病协会框架中的生物标志物分类假设每个 AT（N）类别中的脑脊液和影像生物标志物是等效的，但有大量证据表明，情况并非总是如此。因此，2024 年的 AD 诊断和分期修订标准打破了生物标志物类别中体液和影像生物标志物之间等效的假设。

（1）生物标志物的分类

2024 年 AD 诊断和分期修订标准将生物标志物分为 3 类：AD 神经病理改变的核心生物标志物；在 AD 发病机制中发挥重要作用，但也参与其他脑部疾病的非特异性生物标志物；常见的非 AD 共病的生物标志物。

在这 3 类生物标志物中，根据每种生物标志物测定的特异性蛋白病理途径或致病过程对其进行亚组分类，例如，"A"生物标志物表示 Aβ 蛋白病理途径。该标准区分了影像和体液生物标志物。影像生物标志物能测量累积的效应、获取形态信息、反映神

经病理结构，Aβ-PET 和 tau-PET 能显示脑内不溶性聚集体。体液生物标志物能反映某一特定时间点分析物产生和清除的比值。表 1 和表 2 包括了 3 种新的生物标志物类别：炎症 / 免疫机制（inflammatory/immune mechanisms，I）、血管性脑损伤（vascular brain injury，V）和 α- 突触核蛋白病（alpha-synucleinopathy，S）。

表 1 说明了按蛋白病变通路或致病机制划分的生物标志物类别，表 2 列出了生物标志物的预期用途，分为诊断、分期和预后，作为生物治疗效果的指标及共病病理的识别。在表 1 中列出了体液分析物的同时，表 2 列出了检测方法。由于脑脊液和血浆分析物的检测方法可能不同，因此，在表 2 中将脑脊液和血浆单独列出来表示。表 2 还包括混合比率，其针对成分的含量而不仅是单纯对成分进行分析。表 2 中的检测可以是体外诊断、实验室开发的测试，或者仅用于研究的检测。

表 1 体液分析物和影像、生物标志物的分类

生物标志物类别		脑脊液或血浆分析物	影像
核心生物标志物	核心 1 A（Aβ 蛋白病理） T_1（磷酸化和分泌型 tau）	Aβ42 P-tau217 P-tau181 P-tau231	Aβ-PET
	核心 2 T_2（AD tau 病理）	MTBR-tau243 其他 P-tau 形式（如 P-tau205） 非磷酸化中间区域 tau 片段	tau-PET

续表

生物标志物类别		脑脊液或血浆分析物	影像
参与 AD 病理生理的非特异性生物标志物	N（神经纤维损伤、功能障碍或变性）	NfL	结构 MRI FDG-PET
	I（炎症）星形胶质细胞激活	GFAP	
非 AD 共病理的生物标志物	V（血管性脑损伤）		MRI 或 CT 显示梗死和 WMH
	S（α-突触核蛋白）	α Syn-SAA[a]	

注：由于本文讨论了 P-tau231、P-tau205、MTBR-tau243 和非磷酸化的 tau 片段，因此将其列入表中，但这些分析物没有经过与其他核心生物标志物相同水平的验证测试。生物标志物根据 4 个标准进行分类。首先，确定了 3 个广泛的机制分组；其次，基于每个生物标志物测量的蛋白病理或病理生理途径（例如，A、T_1、T_2、N 等）进行细分；再次，在核心类别中，区分了核心 1 和核心 2 生物标志物；最后，在每个类别中分别列出体液和影像生物标志物。

Aβ：β 淀粉样蛋白（amyloid β-protein）；α Syn-SAA：α 突触核蛋白-种子扩增检测（alpha-synuclein seed amplification assay）；CT：计算机断层扫描（computed tomography）；FDG：氟脱氧葡萄糖（fluorodeoxyglucose）；GFAP：胶质纤维酸性蛋白（glial fibrillary acidic protein）；MRI：磁共振成像（magnetic resonance imaging）；MTBR：微管结合区（microtubule-binding region）；NfL：神经丝轻链（neurofilament light chain）；PET：正电子发射计算机断层扫描（positron emission tomography）；WMH：白质高信号（white matter hyperintensity）。

[a]：某种体液生物标志物仅在脑脊液中测量时才有参考价值。如果在血浆或脑脊液中测量时均有参考价值，则不加特殊标记。

表 2　脑脊液、血浆和影像生物标志物检测的预期用途

预期用途	类别	脑脊液	血浆	影像
诊断	A（Aβ 蛋白病理）		—	Aβ-PET
	T_1（磷酸化和分泌的 AD tau）	—	P-tau217	—
	混合比率	P-tau181/Aβ42 T-tau/Aβ42 Aβ42/Aβ40	% P-tau217	—

续表

预期用途	类别	脑脊液	血浆	影像
分期、预后和作为生物治疗效果的指标	A（Aβ 蛋白病理）	—	—	Aβ-PET
	T_1（磷酸化和分泌的 AD tau）	—	P-tau217	—
	混合比率	P-tau181/Aβ42 T-tau/Aβ42 Aβ42/Aβ40	%P-tau217	—
	T_2（AD tau 蛋白病理）	MTBR-tau243、其他 P-tau 形式（如 P-tau205）、非磷酸化中间区域 tau 片段	MTBR-tau243 其他 P-tau 形式（如 P-tau205）	tau-PET
	N（神经纤维损伤、功能障碍或变性）	NfL	NfL	结构 MRI FDG-PET
	I（炎症）星形胶质细胞激活	GFAP	GFAP	—
共病病理的识别	N（神经纤维损伤、功能障碍或变性）	NfL	NfL	结构 MRI FDG-PET
	V（血管性脑损伤）	—	—	MRI 或 CT 显示梗死和 WMH
	S（α-突触核蛋白）	α Syn-SAA	—	

注：表1列出了分析物，表2列出了含量检测，因此，血浆和脑脊液在表1中并为一列，而在表2中被分别列出。表2的重点是血浆 P-tau217，而不是 P-tau231、P-tau181 和 Aβ42/Aβ40，因为 P-tau217 在头对头比较中通常优于其他分析物。%P-tau 是 P-tau217/ 未磷酸化 tau217 的比率。核心1生物标志物的组合也可用于诊断。P-tau205、MTBR-tau243 和非磷酸化的 tau 片段没有经过与 tau-PET 相同水平的验证测试。

Aβ：β 淀粉样蛋白（amyloid β-protein）；α Syn-SAA：α 突触核蛋白 - 种子扩增检测（alpha-synuclein seed amplification assay）；CT：计算机断层扫描（computed tomography）；FDG：氟脱氧葡萄糖（fluorodeoxyglucose）；GFAP：胶质纤维酸性蛋白（glial fibrillary acidic protein）；MRI：磁共振成像（magnetic resonance imaging）；MTBR：微管结合区（microtubule-binding region）；NfL：神经丝轻链（neurofilament light chain）；PET：正电子发射计算机断层扫描（positron emission tomography）；WMH：白质高信号（white matter hyperintensity）。

(2)核心 1 生物标志物

①A 类（Aβ）

A 类表示 Aβ 蛋白病理途径的生物标志物。可溶性、易聚集的 Aβ 肽是斑块中不可溶性纤维状 Aβ 聚集体的分子组成部分。因此，体液和影像中的 A 生物标志物代表同一蛋白病理途径不同的表现形式。此外，尽管体液 Aβ42 检测出现异常的时间可能略早于 Aβ-PET，但两者通常高度一致。

②T 类（tau）

磷酸化的中间片段（P-tau181、P-tau217 和 P-tau231）与 Aβ-PET 同时出现异常，且发生时间早于 tau-PET，这提示在特定残基上磷酸化 tau 片段（P-tau181、P-tau217 和 P-tau231）的分泌可能代表了其对 Aβ 斑块的生理反应，并可能将 Aβ 蛋白病理与早期 tau 蛋白病理联系起来。相比之下，其他 tau 片段[如微管结合区（microtubule-binding region，MTBR）-tau243 和非磷酸化的中间 tau 片段]较晚出现异常，与 tau-PET 的相关性优于 Aβ-PET。

根据这些观察结果可将 T 生物标志物分为两个亚类：T_1（可溶性 tau 片段的体液分析物，可能反映对淀粉样斑块或斑块半暗带中可溶性 Aβ 的反应）和 T_2（tau-PET 影像或体液分析物，表明 AD tau 聚集体的存在）。根据出现异常的时间，血浆 P-tau217、P-tau181 和 P-tau231 被认为是 Aβ 斑块的生物标志物，因为它们能够早期检测 Aβ 蛋白病理。此外，除了 Aβ 蛋白病理外，这些 tau 分析物还与 tau 蛋白病理相关。T_1 和 T_2 的分类解决了这些概念上的问题。

③在 AD 诊断中的作用

核心 1 生物标志物几乎与 Aβ-PET 同时出现异常，并且属于 A、T_1 或混合比率类别（表 1、表 2）。由于大多数 Aβ-PET 异常的 AD 个体有中高水平的 AD 神经病理改变，因此，核心 1 生物标志物更普遍地代表了 AD 神经病理改变（即 Aβ 斑块和 tau 缠结）。核心生物标志物能够检测的 AD 初始阶段，可以帮助识别有症状和无症状个体是否存在 AD。

（3）核心 2 生物标志物

核心 2 生物标志物是 T_2 类生物标志物（表 1、表 2），包括 tau-PET 和与 tau 蛋白病理相关的某些可溶性 tau 片段，例如，MTBR-tau243，也包括 P-tau205 和非磷酸化的中间 tau 片段。核心 2 生物标志物一般在 AD 病程的后期才会出现异常，与有症状 AD 的关联比核心 1 生物标志物更密切。

参考文献

1. JACK C R, Jr, ANDREWS J S, BEACH T G, et al. Revised criteria for diagnosis and staging of Alzheimer's disease: Alzheimer's association workgroup. Alzheimers Dement, 2024, 20（8）: 5143-5169.

2. HORIE K, SALVADÓ G, BARTHÉLEMY N R, et al. Csf mtbr-tau243 is a specific biomarker of tau tangle pathology in Alzheimer's disease. Nat Med, 2023, 29（8）: 1954-1963.

（齐婧　整理）

11. 脑脊液 MTBR-tau243 预测阿尔茨海默病的 tau 病理

AD 的关键特征之一是聚集的不溶性 tau 蛋白，其与临床症状的加重密切相关。为了提高 AD 的临床诊断效率，促进治疗 AD 药物的研发，需要一种能特异性反映 tau 蛋白聚集物、成本效益高且易于获取的体液生物标志物，然而，目前现有的体液生物标志物尚无法有效且特异性地反映 tau 蛋白聚集物的存在。Horie K 等在 *Nature Medicine* 上发表的一项研究中探索了 MTBR-tau243 作为一种新型脑脊液生物标志物的潜力。

（1）研究方法

此项研究在两个独立队列（BioFINDER-2，n=448；Knight ADRC，n=219）中将 MTBR-tau243 与其他几种 P-tau 标志物（包括 P-tau181、P-tau217、P-tau231 和 P-tau205）进行了比较和分析。研究采用线性回归模型，校正了参与者的年龄和性别，评估了脑脊液 MTBR-tau243、P-tau181/T-tau181、P-tau205/T-tau205、P-tau217/T-tau217 和 P-tau231/T-tau231 与 Aβ-PET 和 tau-PET 的相关性。

（2）研究结果

脑脊液 MTBR-tau243 和 PET 反映的 tau 负荷与认知功能下降的相关性最强，与 Aβ 负荷的相关性最弱。此外，脑脊液 MTBR-tau243 联合 P-tau205 能够解释 tau 在大脑中的积累程度（$0.58 \leqslant R^2 \leqslant 0.75$），并预测认知功能下降（$0.34 \leqslant R^2 \leqslant 0.48$），

其效果接近于 tau 负荷（$0.44 \leq R^2 \leq 0.52$）。与其他 P-tau 不同的是，脑脊液 MTBR-tau243 水平会随着不溶性 tau 聚集物的增加而显著升高。

研究人员进一步分析发现，脑脊液 P-tau217/T-tau217 是与 Aβ-PET 最密切相关的脑脊液指标，而 MTBR-tau243 是与 tau-PET 相关性最强的指标，且比脑脊液 P-tau217/T-tau217 与 tau-PET 的相关性更强。此外，脑脊液 P-tau217/T-tau217 与 Aβ42/Aβ40 的相关性最强，而 MTBR-tau243 与脑脊液 Aβ42/Aβ40 的相关性明显较小。

研究人员进一步评估了脑脊液和 PET 生物标志物与 MMSE 量表评分的相关性，采用线性回归模型校正了参与者的年龄、性别和受教育年限，结果显示，脑脊液 MTBR-tau243 是与 MMSE 量表评分相关性最强的生物标志物，且相关性显著强于脑脊液 P-tau217/T-tau217，但 tau-PET 与 MMSE 量表的相关性高于任何脑脊液生物标志物。

此项研究为 AD 的诊断和治疗提供了新的方向和策略，脑脊液 MTBR-tau243 作为 tau 聚集的特异性生物标志物具有较大的诊断和干预潜力，不仅能更好地反映 tau 病理，还能在预测认知功能下降中发挥关键作用，与目前广泛使用的 P-tau 相比，MTBR-tau243 在捕捉不溶性 tau 蛋白聚集方面具有独特优势。因此，作者建议修订现有的 AT（N）框架，将 MTBR-tau243 纳入作为不溶性 tau 聚集体的代表性标志物。

参考文献

1. HORIE K, SALVADÓ G, BARTHÉLEMY N R, et al. Csf mtbr-tau243 is a specific biomarker of tau tangle pathology in Alzheimer's disease. Nat Med, 2023, 29（8）: 1954-1963.

2. FLEISHER A S, PONTECORVO M J, DEVOUS M D, Sr, et al. Positron emission tomography imaging with [^{18}F]flortaucipir and postmortem assessment of alzheimer disease neuropathologic changes. JAMA Neurol, 2020, 77（7）: 829-839.

3. SOLEIMANI-MEIGOONI D N, IACCARINO L, LA JOIE R, et al. ^{18}F-flortaucipir pet to autopsy comparisons in Alzheimer's disease and other neurodegenerative diseases. Brain, 2020, 143（11）: 3477-3494.

4. LEUZY A, PASCOAL T A, STRANDBERG O, et al. A multicenter comparison of [^{18}F]flortaucipir, [^{18}F]ro948, and [^{18}F]MK6240 tau PET tracers to detect a common target roi for differential diagnosis. Eur J Nucl Med Mol Imaging, 2021, 48（7）: 2295-2305.

5. CHEN C D, PONISIO M R, LANG J A, et al. Comparing tau PET visual interpretation with tau PET quantification, cerebrospinal fluid biomarkers, and longitudinal clinical assessment. J Alzheimers Dis, 2023, 93（2）: 765-777.

（李晶 整理）

12. 红细胞参数相关的生物标志物

目前，确诊 AD 的手段主要包括有创的脑脊液检测和昂贵的

PET 检查，相比之下，无创和经济的血液检测会更易于操作且容易被患者接受。红细胞是血液中最丰富的细胞类型，呈双凹圆盘状，由细胞膜和细胞质组成，特点为表容比高，弹性及变形性大，主要通过胞内的血红蛋白运输氧和二氧化碳，是脑内氧代谢的主要场所。多项研究表明，AD 患者血液中的红细胞在 MCI 甚至临床前期即出现数量及形态异常。

（1）AD 患者红细胞数量的改变

AD 患者较健康者红细胞比容明显降低，红细胞数量显著减少，且重度的 AD 患者减少得更明显。

（2）AD 患者红细胞形态的改变

AD 患者双凹形红细胞的平均体积较健康者增加约 1.5 倍，部分红细胞呈月牙状（33%）和针状（5%～6%）。在血清铁蛋白水平升高的 AD 患者血液中，细长、非盘状红细胞的数量明显增多，而且这种表现与 MMSE 量表评分下降相关。MCI 患者红细胞膜的流动性降低，AD 患者红细胞膜的硬度和黏度增加、弹性及变形性降低、表面粗糙度降低。因此，检测红细胞形态对反映 AD 潜在病理改变、发生机制及认知功能下降具有重要意义。

（3）AD 患者红细胞组分的改变

①AD 病理蛋白

a.Aβ

AD 患者红细胞膜的 Aβ 结合率为 98%，健康对照者仅为 38%。MCI 和 AD 患者的红细胞 Aβ42 水平均明显高于健康者，且与 MMSE 量表评分呈负相关，这提示红细胞 Aβ42 增多与认知功能下降有关。

b.tau

目前关于 T-tau 水平在 AD 患者和健康者之间差异的研究存在分歧：有研究认为 AD 患者的 T-tau 水平会显著降低，但和健康者之间的差异会在校正年龄后消失；另有研究认为二者之间无明显差异。

c.α- 突触核蛋白

AD、帕金森病及路易体痴呆患者的红细胞 α- 突触核蛋白水平与健康者相比均存在显著差异。因此，α- 突触核蛋白水平虽可用于区分 AD 患者与健康者，但不具有特异性。

d. 病理蛋白聚集体

所有 AD 患者的红细胞膜上均存在 AD 病理蛋白（主要为 Aβ）组成的纤维聚集体，但其仅在 80～89 岁 AD 患者中转化为晶体结构。转化后的晶体结构平均长度为（9.9±4.4）nm，排列整齐，且脑脊液 Aβ 阳性（A+）、tau 阳性（T+）和神经变性阳性（N+）。

AD 病理蛋白在红细胞内可以相互促进聚集，形成异质复合物，如 α- 突触核蛋白 /Aβ42 和 α- 突触核蛋白 /T-tau，其水平在疾病早期即降低，可用于区分 AD 患者和健康人群，其中 α- 突触核蛋白 /T-tau 的鉴别性能较好。

综上所述，检测红细胞内 AD 病理蛋白及其聚集体的水平对识别 MCI 和 AD 患者及评估认知障碍的严重程度具有一定意义，但仍需更多研究来验证这些结果。

②红细胞膜成分

a. 脂肪酸

MCI 和 AD 患者红细胞膜的脂质谱会发生明显改变，且此改变与认知功能下降有关，能在一定程度上区分健康者和 MCI、AD 患者。脂肪酸在红细胞膜中稳定存在 3 个月，反映个体长期的营养状态，因此，红细胞脂质谱的变化具有作为 AD 生物标志物的潜能，对识别 AD 临床前期具有一定意义。

b. 磷脂

AD 患者红细胞膜中部分磷脂和各甘油磷脂与鞘磷脂的比值会显著降低，这可能导致细胞氧化程度增加及抗氧化能力下降，从而影响红细胞功能，加速 AD 进展。因此，检测红细胞膜的磷脂变化对 AD 进展具有提示作用。

c. 膜蛋白

AD 患者红细胞中的热休克蛋白 90 水平会显著升高，带 3 蛋白水平会显著降低，这可能与红细胞变形性、弹性和稳定性降低有关。早发性和晚发性 AD 患者红细胞膜中的胰岛素受体和葡萄糖转运蛋白 -1 水平均会显著升高，晚发性 AD 患者红细胞膜中与免疫和高密度脂蛋白胆固醇形成及转运相关的部分蛋白水平也会显著升高，这提示红细胞中膜蛋白水平可反映 AD 引起的免疫和代谢能力改变。

AD 患者红细胞中的蛋白质分子内部在吸收热量后形成展开结构时得到的熵变（ΔH）、膜内血红蛋白剩余热熔（C_P^{ex}）和热转变的中点温度（T_m）均升高，这提示红细胞膜内蛋白构象和（或）结合状态发生改变，导致热稳定性升高。

③血红蛋白

低血红蛋白水平是认知功能下降的独立危险因素，AD 患者的血红蛋白水平显著低于健康者，且降低的程度与额叶皮层、负责语言和记忆功能的外侧颞叶和内侧顶叶皮层萎缩有关。也有研究人员观察到较低和较高的血红蛋白水平均可增加痴呆（包括 AD 痴呆）的发生风险，但具体机制尚不明确。因此，纠正异常的血红蛋白水平可有效降低痴呆的发生风险、提高患者的认知功能。

④红细胞的代谢物

目前有研究确定了 12 个与痴呆相关的红细胞代谢物。与健康者相比，MCI 患者的麦角硫因水平会显著降低；痴呆（包括 AD 痴呆）患者 12 种代谢物水平均显著降低，其中氧化型辅酶Ⅱ、3-甲基组氨酸、麦角硫因和 S-甲基－麦角硫因区分痴呆患者和健康者的准确性较高。研究人员对死亡的 AD 患者进行尸检分析发现其体内多种鞘脂和鞘脂相关化合物的水平显著降低，3-硫酸牛磺脱氧胆酸和多种氨基酸代谢产物水平显著升高。由于红细胞数量多、寿命较长且具有代谢活性，其代谢组学变化有望作为 AD 生物标志物并解释患者体内代谢失调的机制。

（4）AD 患者红细胞内信号通路的改变

与健康者相比，AD 患者红细胞膜中带 3 蛋白的酪氨酸磷酸化水平显著升高，与红细胞膜结合的酪氨酸蛋白激酶数量显著增加，酪氨酸磷酸酶活性显著降低。采用 Aβ42 处理健康者的红细胞后也会观察到上述变化。这提示 AD 患者外周血中的 Aβ 可能会增加酪氨酸蛋白激酶数量，抑制酪氨酸磷酸酶活性，提高带 3 蛋白磷酸化水平，降低膜骨架的稳定性，从而削弱红细胞的功能。

红细胞的数量、形态结构、物理特性、细胞膜及胞内组分发生的改变与 MCI 及 AD 患者的认知水平、脑脊液 AD 生物标志物、脑内病理蛋白沉积和脑结构的变化相关。检测红细胞相关参数可在一定程度上预测 AD 的发生、识别 MCI 和 AD 患者及评估认知障碍的严重程度。因此，红细胞可能具有成为新的 AD 生物标志物的潜能。

参考文献

1. 2023 Alzheimer's disease facts and figures. Alzheimers Dement，2023，19（4）：1598-1695.

2. QIANG Y X，DENG Y T，ZHANG Y R，et al. Associations of blood cell indices and anemia with risk of incident dementia：a prospective cohort study of 313，448 participants. Alzheimers Dement，2023，19（9）：3965-3976.

3. HUANG L T, ZHANG C P, WANG Y B, et al. Association of peripheral blood cell profile with Alzheimer's disease: a meta-analysis. Front Aging Neurosci, 2022, 14: 888946.

4. QIAN T, ZHAO L, PAN X, et al. Association between blood biochemical factors contributing to cognitive decline and b vitamins in patients with Alzheimer's disease. Front Nutr, 2022, 9: 823573.

5. TANEVA S G, TODINOVA S, ANDREEVA T. Morphometric and nanomechanical screening of peripheral blood cells with atomic force microscopy for label-free assessment of Alzheimer's disease, parkinson's disease, and amyotrophic lateral sclerosis. Int J Mol Sci, 2023, 24 (18): 14296.

6. STRIJKOVA-KENDEROVA V, TODINOVA S, ANDREEVA T, et al. Morphometry and stiffness of red blood cells-signatures of neurodegenerative diseases and aging. Int J Mol Sci, 2021, 23 (1): 227.

7. NARDINI M, CIASCA G, LAURIA A, et al. Sensing red blood cell nanomechanics: toward a novel blood biomarker for Alzheimer's disease. Front Aging Neurosci, 2022, 14: 932354.

8. DANIELE S, BALDACCI F, PICCARDUCCI R, et al. Alpha-synuclein heteromers in red blood cells of Alzheimer's disease and lewy body dementia patients. J Alzheimers Dis, 2021, 80 (2): 885-893.

9. NIRMALRAJ P N, SCHNEIDER T, FELBECKER A. Spatial organization of protein aggregates on red blood cells as physical biomarkers of Alzheimer's disease pathology. Sci Adv, 2021, 7 (39): eabj2137.

10. DHILLON V S, THOMAS P, LEE S L, et al. Red blood cell fatty acid

profiles are significantly altered in south australian mild cognitive impairment and Alzheimer's disease cases compared to matched controls. Int J Mol Sci, 2023, 24（18）: 14164.

11. VON SCHACKY C. Importance of epa and dha blood levels in brain structure and function. Nutrients, 2021, 13（4）: 1074.

12. MAWATARI S, FUKATA M, ARITA T, et al. Decreases of ethanolamine plasmalogen and phosphatidylcholine in erythrocyte are a common phenomenon in Alzheimer's, parkinson's, and coronary artery diseases. Brain Res Bull, 2022, 189: 5-10.

13. TODINOVA S, KRUMOVA S, BOGDANOVA D, et al. Red blood cells' thermodynamic behavior in neurodegenerative pathologies and aging. Biomolecules, 2021, 11（10）: 1500.

14. TERUYA T, CHEN Y J, KONDOH H, et al. Whole-blood metabolomics of dementia patients reveal classes of disease-linked metabolites. Proc Natl Acad Sci U S A, 2021, 118（37）: e2022857118.

15. MILL J, PATEL V, OKONKWO O, et al. Erythrocyte sphingolipid species as biomarkers of Alzheimer's disease. J Pharm Anal, 2022, 12（1）: 178-185.

16. MALLOZZI C, CRESTINI A, D'AMORE C, et al. Activation of tyrosine phosphorylation signaling in erythrocytes of patients with Alzheimer's disease. Neuroscience, 2020, 433: 36-41.

（孟瑶　整理）

阿尔茨海默病的症状

13. 阿尔茨海默病患者存在社会认知功能障碍

人是社会化的动物，与他人产生联系、建立社会关系是人类生存的基本需求。社会认知是六大认知域之一，它是指我们识别情绪和社会线索、抑制不当行为和在社会情境中采取适当行动的一种复杂心理能力，也是对社会刺激做出感知、处理、解释和反应的基础。社会认知包括心理理论、共情、社会知觉和社会行为四个方面，用于理解他人的心理状态、感知他人的情绪反应、识别社会因素及情绪之间的线索及做出相应反应，从而维持良好的社会关系。社会认知障碍会损害建立和维持人际关系的能力，从而导致老年人发生社交孤立和孤独，还会进一步导致包括认知功能下降在内的其他不良后果。

（1）社会认知障碍导致 AD 的机制

早期识别社会认知障碍可以帮助识别个体的认知障碍性疾病的类型和进展程度，例如，AD 患者可以识别大多数情绪，如快乐、悲伤、惊讶和恐惧等，但难以识别一系列由基本情绪组成的复杂感情，如对话者试图掩盖的厌恶、愤怒，或谈话中的讽刺和嘲笑。额颞叶痴呆患者在病程初期情绪识别功能就会严重受损。也有证据表明，共情能力在 AD、额颞叶痴呆和路易体痴呆患者的病程初期依旧存在，但情绪识别功能的退化均会随着病情进展而逐渐加重。社会认知障碍导致 AD 的机制包括以下几个方面。

① 认知储备假说

根据认知储备假说，认知相关因素（如受教育程度、职业复杂性、社交水平和休闲智力活动）可以影响脑组织病理负荷，认知储备较高者可以通过补偿机制延缓脑病理负荷引起的认知功能障碍或痴呆的发生。研究证明，老年人群社交互动的频率或质量与 AD 发生的风险呈负相关。一项纳入近千人的前瞻性随访研究提示，与家人/朋友保持每周 2 次以上的联系有助于降低 MCI 和痴呆的发生概率；高水平的社会参与度可使中老年人发生痴呆的风险降低 30%～50%。认知会刺激活动加强现有的神经通路，防止神经退化，这与大脑应对神经损伤的假说具有一致性。一项关于 AD 患者社会认知和影像学横断面的研究显示，社交网络水平介导了杏仁核萎缩和认知量表评分异常之间的相关性。杏仁核是大脑中最早受 AD 影响的区域之一，杏仁核萎缩可用于佐证 AD 患者认知障碍的病理学诊断；杏仁核与情绪处理、社会行为和决策有关，是灵长类动物在进化中适应日益复杂的社会生活的产物，其体积与人类的社交网络大小和复杂性有关；AD 患者的杏仁核萎缩越重（即社会认知损害越严重），认知量表评分越低，而在这一过程中，患者的社交网络水平发挥中介作用。作为补充分析，这一中介作用同样存在于海马萎缩程度与认知量表评分变化之间。综上，与多样化和广泛的社会关系进行互动可降低大脑萎缩对认知功能下降的影响。

②社会隔离－神经免疫炎症机制

社会认知障碍会导致社会隔离，患者会出现孤独感，这是一种慢性应激反应，会引起β-肾上腺素水平升高，促进炎症因子释放，导致全身慢性炎症，血脑屏障被破坏，从而启动AD的神经免疫炎症机制，促进神经元死亡、神经退行性变和认知功能下降。迄今为止，对孤独与痴呆风险之间最大规模的Meta分析显示，孤独感会使AD的发生风险增加39%，并在痴呆发生前就对认知功能产生影响。

③线粒体功能障碍及氧化磷酸化机制

一项采用英国生物样本库队列建立的cox比例风险模型将社会认知障碍作为单独的因变量，在校正了人口统计学信息（性别、年龄和种族）、社会经济学指标（教育水平、家庭收入和资产等级）、生物学因素（BMI、*APOE*基因型、糖尿病、癌症和心血管疾病等）、认知功能（对视觉、听觉信息的处理速度和视觉记忆）、行为方式（当前吸烟、酒精摄入量和身体活动）和心理状况（社会孤立或孤独、抑郁症状和神经质）后，进行了全脑体素关联分析，以识别与社会认知障碍程度相关的灰质，中介分析结果显示，基线的社会隔离程度与随访测试的认知功能水平之间存在相关性，而额叶、颞叶及海马的灰质体积可能在其中发挥中介作用。额叶、颞叶及海马的灰质体积减小与社会隔离相关，同时与两种基因表达不足有关，一种是在AD中表达下调的基因，另一种是参与线粒体功能和氧化磷酸化过程的基因。

④其他机制

研究发现，社会认知障碍程度与AD患者的病程存在相关性，听力障碍和睡眠障碍可能在其中起到了中介作用，但其机制仍然未知。观察性研究数据（采用标准化问卷）显示，听力障碍和认知障碍之间存在很强的关系。动物研究表明，长时间暴露于巨声中或耳道阻塞会诱发听力障碍，进而损害认知能力；听力障碍容易导致社会隔离，导致认知负荷增多和处理需求减少，进而促进AD的发展。睡眠使身体能够补充和修复正常心理功能所需的细胞成分，而这些成分在日常社交中会被消耗。一项纳入了10 000余例受试者的横断面研究显示，睡眠障碍是社会隔离和认知障碍关联的主要机制，介导了二者之间的关系。

（2）AD导致社会认知障碍的机制

AD患者往往到中晚期才会被重视，在此阶段社会认知功能已严重受损，因此关于AD导致社会认知障碍的研究较少。一项动物实验表明，包括APP/PS1、Tg2576、3xTg-AD、5xFAD和APP23在内的AD小鼠的社交退缩、抑郁症状、攻击性行为、睡眠-觉醒紊乱的情况增加，这与AD患者的精神行为症状和情绪异常的表现一致。

综上所述，社会认知障碍通过减少认知储备、激活神经免疫炎症和损害线粒体功能以及加重听力和睡眠障碍等机制增加AD的发生风险，其中，杏仁核和海马萎缩介导了社交隔离与认知功能衰退的关系。AD病理进展会引发动物模型的社交隔离和情绪异常，形成社会认知障碍，与AD进展相互促进，形成恶性循环。因此，早期识别社会认知障碍或可预测AD发生，而加强社交可以延缓脑萎缩，助力AD防治。

参考文献

1. BORA E，VELAKOULIS D，WALTERFANG M. Meta-analysis of facial emotion recognition in behavioral variant frontotemporal dementia：comparison with Alzheimer disease and healthy controls. J Geriatr Psychiatry Neurol，2016，29（4）：205-211.

2. BARTOCHOWSKI Z，GATLA S，KHOURY R，et al. Empathy changes in neurocognitive disorders：a review. Ann Clin Psychiatry，2018，30（3）：220-232.

3. GARDENER H，LEVIN B，DEROSA J，et al. Social connectivity is related to mild cognitive impairment and dementia. J Alzheimers Dis，2021，84（4）：1811-1820.

4. LAMBALLAIS S，ZIJLMANS J L，VERNOOIJ M W，et al. The risk of dementia in relation to cognitive and brain reserve. J Alzheimers Dis，2020，77（2）：607-618.

5. STERN Y，ARENAZA-URQUIJO E M，BARTRÉS-FAZ D，et al. Whitepaper：defining and investigating cognitive reserve, brain reserve, and brain maintenance. Alzheimers Dement，2020，9（16）：1305-1311.

6. PERRY B L, ROTH A R, PENG S, et al. Social networks and cognitive reserve: network structure moderates the association between amygdalar volume and cognitive outcomes. J Gerontol B Psychol Sci Soc Sci, 2022, 77(8): 1490-1500.

7. WLODARSKI R, DUNBAR R I. When BOLD is thicker than water: processing social information about kin and friends at different levels of the social network. Soc Cogn Affect Neurosci, 2016, 11(12): 1952-1960.

8. QI X, NG T K S, WU B. Sex differences in the mediating role of chronic inflammation on the association between social isolation and cognitive functioning among older adults in the United States. Psychoneuroendocrinology, 2023, 149: 106023.

9. HSIAO Y H, CHANG C H, GEAN P W. Impact of social relationships on Alzheimer's memory impairment: mechanistic studies. J Biomed Sci, 2018, 25(1): 3-4.

10. SHEN C, ROLL E T, CHENG W, et al. Associations of Social Isolation and Loneliness with Later Dementia. Neurology, 2022, 99(2): e164-e175.

11. AZEEM A, JULLEEKEEA A, KNIGHT B, et al. Hearing loss and its link to cognitive impairment and dementia. Front Dement, 2023, 15(6): 1199-1319.

12. BENSON J A, MCSORLEY V E, HAWKLEY L C, et al. Associations of loneliness and social isolation with actigraph and self-reported sleep quality in a national sample of older adults. Sleep, 2021, 44(1): 140-141.

13. QI X, PEI Y, MALONE S K, et al. Social isolation, sleep disturbance, and cognitive functioning (HRS): a longitudinal mediation study. J Gerontol A Biol Sci Med Sci, 2023, 78(10): 1826-1833.

14. KOSEL F, PELLEY J M S, FRANKLIN T B. Behavioural and psychological symptoms of dementia in mouse models of Alzheimer's disease-related pathology.

Neurosci Biobehav Rev, 2020, 112 (5): 634-647

15. REWERSKA-JUŚKO M, REJDAK K. Social stigma of people with dementia. J Alzheimers Dis, 2020, 78 (4): 1339-1343.

16. LUCHETTI M, ASCHWANDEN D, SESKER A, et al. A meta-analysis of loneliness and risk of dementia using longitudinal data from>600,000 individuals. Nature Mental Health, 2024, 10 (1): 1350-1361.

（张唯佳　整理）

14. 阿尔茨海默病伴发抑郁与脑脊液食欲素的水平有关

AD患者常伴发抑郁，而抑郁会受到外侧下丘脑分泌的食欲素（Orexin）影响，然而，Orexin在AD患者伴发抑郁中的作用和机制尚不清楚。

（1）研究方法

本研究旨在探讨AD伴发抑郁患者脑脊液Orexin的水平及其对大脑灰白质结构的作用和机制，建立针对AD伴发抑郁患者的预测模型。我们纳入了2019年7月至2023年7月就诊于首都医科大学附属北京天坛医院认知障碍性疾病科的156例参与者，并收集人口学资料。按照纳入和排除标准收集健康对照者（$n=44$）和AD患者（$n=112$）；按照2001年美国国立精神卫生研究所提出的AD伴发抑郁的诊断标准进一步将AD患者分为AD不伴发抑郁（Alzheimer's disease with no depression，AD-nD）

组（n=73）和 AD 伴发抑郁（Alzheimer's disease with depression，AD-D）组（n=39）。采用 MMSE 和蒙特利尔认知评估（Montreal Cognitive Assessment，MOCA）量表评估总体认知功能；采用连线测验及符号数字转换测验量表评估注意功能，采用斯特鲁普色词测验评估执行功能，采用听觉词语学习测验（Auditory Verbal Learning Test，AVLT）及复杂图形测验（Complex Figure Test，CFT）评估记忆功能，采用波士顿命名测验评估语言功能，采用 CFT-即刻回忆量表评估视空间功能；采用汉密尔顿焦虑量表（Hamilton anxiety rating scale，HAMA）、汉密尔顿抑郁量表（Hamilton depression rating scale，HAMD）、匹兹堡睡眠质量指数（Pittsburgh sleep quality index，PSQI）、淡漠量表（modified apathy estimate scale，MAES）、Cohen-Mansfield 激越问卷（Cohen-Mansfield agitation inventory，CMAI）评估神经精神症状；采用日常生活活动能力量表（activities of daily living scale，ADL）评估日常生活能力。采用酶联免疫吸附法检测脑脊液 Orexin 及其受体的水平，并分析其与 HAMD 评分之间的相关性。采用头 MRI 成像评估大脑灰白质体积，分析 AD-D 组脑脊液 Orexin 水平对脑灰白质体积的影响，研究脑脊液 Orexin 在 AD-D 组抑郁和脑灰白质萎缩之间的中介作用。

（2）研究结果

在人口学资料方面，对照组、AD-nD 组和 AD-D 组的年龄、性别、受教育年限、吸烟及 *APOEε4* 携带状况无明显差异。在认知功能、精神行为症状及日常生活活动能力方面，AD-D组的焦虑、淡漠、失眠和激越量表评分均明显高于AD-nD组；两组的语言、视空间能力、执行功能、注意力、记忆及日常生活活动能力评分均无明显差异（$P > 0.05$）。

在脑脊液Orexin与抑郁的关系方面，AD-D组脑脊液Orexin A和Orexin B的水平均明显高于AD-nD组；AD患者脑脊液Orexin A水平与HAMD评分呈显著正相关。在脑脊液Orexin水平与大脑灰白质体积的关系方面，与AD-nD组相比，AD-D组左侧杏仁核白质体积明显萎缩；AD患者脑脊液Orexin A水平与左侧杏仁核白质萎缩和右侧丘脑背内侧大细胞灰质萎缩明显相关。

脑脊液Orexin A对AD患者伴发的抑郁和脑萎缩的中介作用：脑脊液Orexin A水平介导了AD患者伴发的抑郁和左侧杏仁核白质体积萎缩/右丘脑背侧内侧大细胞灰质萎缩之间的关系。

脑脊液Orexin A对AD患者伴发抑郁的预测价值：回归分析显示，脑脊液Orexin A水平每升高5 pg/mL，HAMD评分升高4.69分；左侧杏仁核白质体积每减少10 mm^3，HAMD评分升高2.57分。ROC分析显示，脑脊液Orexin A水平、左侧杏仁核白质体积和MMSE评分可以预测AD患者抑郁的发生（AUC=0.807）。

综上所述，AD伴发抑郁患者左侧杏仁核白质体积及右侧丘脑背侧灰质萎缩可能与脑脊液Orexin A水平有关。联合MMSE量表评分、脑脊液Orexin A水平和左侧杏仁核白质体积可以预测AD患者抑郁的发生。

参考文献

1. GEDA Y E, SCHNEIDER L S, GITLIN L N, et al. Neuropsychiatric symptoms in Alzheimer's disease: past progress and anticipation of the future. Alzheimers Dement, 2013, 9（5）: 602-608.

2. DAFSARI F S, JESSEN F. Depression-an underrecognized target for prevention of dementia in Alzheimer's disease. Transl Psychiatry, 2020, 10（1）: 160.

3. FLEISCHMAN D A, ARFANAKIS K, LEURGANS S E, et al. Late-life depressive symptoms and white matter structural integrity within older black adults. Front Aging Neurosci, 2023, 15: 1138568.

4. MARAWI T, ZHUKOVSKY P, RASHIDI-RANJBAR N, et al. Brain-cognition associations in older patients with remitted major depressive disorder or mild cognitive impairment: a multivariate analysis of gray and white matter integrity. Biol Psychiatry, 2023, 94（12）: 913-923.

5. TOURON E, MOULINET I, KUHN E, et al. Depressive symptoms in cognitively unimpaired older adults are associated with lower structural and functional integrity in a frontolimbic network. Mol Psychiatry, 2022, 27（12）: 5086-5095.

6. LI J, LIAN T, LI J, et al. Alzheimer's disease with depression: clinical characteristics and potential mechanisms involving orexin and brain atrophy. Transl Psychiatry, 2025, 15（1）: 66.

（李晶　整理）

15. 眼动异常可能是阿尔茨海默病伴发淡漠的早期标志物

淡漠的特点是至少在主动性、兴趣和情感反应能力这3个维度中的2个及以上出现动机缺乏，淡漠影响了30%～70%的AD患者。淡漠与AD患者机体功能衰退、照料者负担增加和患者死亡率升高相关，它是AD最早出现的神经精神症状之一，由于缺乏可靠有效的生物标志物，淡漠难以早期诊断。目前，淡漠的诊断依赖于医生的临床访谈和照料者的观察，而不是客观的检查。随着AD患者认知功能障碍的加重，淡漠的评估会变得越来越困难。因此，临床上迫切需要更客观的方法来诊断淡漠，而不仅依赖于医生的洞察力、沟通能力或照料者的观察。我们团队评估了AD伴淡漠（AD with apathy，AD-A）患者眼球运动的参数及特点，以此区分AD-A和AD不伴淡漠（AD with no apathy，AD-nA）患者。

（1）研究方法

我们共纳入了108例AD患者，根据改良淡漠评定量表，分为2组，AD-A组36例，AD-nA组72例，采用EyeKnow智能眼动分析系统收集平滑追踪、正中凝视、偏位注视、间隔和重叠朝向扫视及反向扫视的参数。我们通过3T MRI测量脑区灰质体积，比较AD-A和AD-nA组的眼球运动参数，并对淡漠评分、眼球运动参数和灰质体积进行相关性分析，采用受试者工作特征曲线评估眼球运动参数区分 AD-A 和 AD-nA 患者的能力。

（2）研究结果

与 AD-nA 组相比，AD-A 组具有更长的平滑追踪启动时间、间隔朝向扫视潜伏期、重叠朝向扫视潜伏期和平均扫视反应时间。在排除年龄、性别、受教育年限、MMSE 和汉密尔顿抑郁量表评分的影响后发现，AD 患者的淡漠越严重，重叠朝向扫视的潜伏期越长。

AD 患者的额、顶、颞、枕和岛叶、壳核、前和中扣带回、内侧膝状体和小脑的灰质体积与淡漠的严重程度有关。与淡漠和扫视潜伏期延长相关的共同脑区包括双侧前扣带回，左侧额中回和额下回岛盖部，右侧背外侧额上回、眶后回、额下回眶部、颞中回和中扣带回及旁扣带回。

将眼球运动参数联合年龄和受教育年限可以较准确地识别 AD-A 患者，受试者工作特征曲线下面积为 0.817。

综上所述，AD-A 患者眼球运动启动会延迟；AD 患者淡漠越严重，重叠朝向扫视的潜伏期越长；大脑和小脑的多个区域与淡漠相关，且淡漠和朝向扫视运动过程由多个共同的神经结构支配。通过眼球运动参数能较好地识别 AD-A 患者。上述眼球运动参数，尤其是重叠朝向扫视潜伏期，或可作为 AD 患者淡漠早期筛查、严重程度分级、进展监测及治疗评估的潜在标志物。上述结果有助于我们了解 AD-A 患者的眼球运动特点及神经认知机制，为 AD-A 的早期识别、严重程度和疗效评估提供新的方法。

参考文献

1. NOBIS L, HUSAIN M. Apathy in Alzheimer's disease. Curr Opin Behav Sci, 2018, 22: 7-13.

2. WEI G, IRISH M, HODGES J R, et al. Disease-specific profiles of apathy in Alzheimer's disease and behavioural-variant frontotemporal dementia differ across the disease course. J Neurol, 2020, 267（4）: 1086-1096.

3. VAN DYCK C H, ARNSTEN A F T, PADALA P R, et al. Neurobiologic rationale for treatment of apathy in Alzheimer's disease with methylphenidate. Am J Geriatr Psychiatry, 2021, 29（1）: 51-62.

4. MASSIMO L, EVANS L K. Differentiating subtypes of apathy to improve person-centered care in frontotemporal degeneration. J Gerontol Nurs, 2014, 40（10）: 58-65.

5. QI J, LIAN T, GUO P, et al. Apathy in Alzheimer's disease: Eye movements characteristics and neurostructural basis. J Affect Disord, 2025, 375: 349-358.

（齐婧　整理）

16. 阿尔茨海默病患者在疾病早期可表现出运动障碍

AD 患者在疾病早期甚至前驱期 MCI 阶段和临床前期即可表现出不同部位和类型的运动障碍，包括眼球、上肢运动障碍、步态和平衡障碍等。

（1）AD 与眼动障碍

眼球运动包括眼跳、注视、平滑追踪、视觉搜索和瞳孔反应等，与决策、目标导向行为、记忆、注意和执行等功能密切相关。多项研究发现眼动指标在识别 MCI 和 AD 患者上具有重要意义（表3）。

表3 MCI 和 AD 患者眼球运动的研究

研究人员（年份）	研究对象	主要眼动范式	主要正性结果	主要负性结果
Opwonya 等（2022）	HC 170 例 MCI 97 例	朝向眼跳、反向眼跳、注视	MCI 患者朝向眼跳的潜伏期延长；朝向眼跳和反向眼跳的错误率均升高；注视时间减少	MCI 患者和 HC 反向眼跳的潜伏期无显著差异
Hannonen 等（2022）	HC 37 例 MCI 20 例 AD 21 例	朝向眼跳	与 HC 相比，AD 和 MCI 患者朝向眼跳的振幅降低，持续时间缩短	AD 和 MCI 患者朝向眼跳的振幅和持续时间无显著差异
Lage 等（2020）	HC 29 例 AD 18 例 bvFTD 18 例 svPPA 7 例	朝向眼跳、反向眼跳、平滑追踪	AD 患者反向眼跳的正确率最低，反向眼跳纠错率最低；平滑追踪的追踪误差最大，可区分 AD 患者与其他痴呆患者	AD 痴呆和 svPPA 患者朝向眼跳的潜伏期无显著差异；AD 痴呆、bvFTD 和 svPPA 患者朝向眼跳的误差无显著差异
Moghadami 等（2021）	HC 19 例 AD 19 例	注视	AD 患者的注视时间缩短，注视点离目标较远、分布更分散，但对目标点的注视频率更高	—
Jiang 等（2019）	HC 185 例 MCI 152 例	平滑追踪	MCI 患者的追踪轨迹距目标较远，受干扰物影响较大	—
Pereira 等（2020）	HC 43 例 MCI 51 例 AD 33 例	视觉搜索	MCI 和 AD 患者对目标的搜索时间均增加，对干扰物的注视更频繁、时间更长	—

续表

研究人员（年份）	研究对象	主要眼动范式	主要正性结果	主要负性结果
Ramzaoui 等（2022）	HC 18 例 AD 18 例	视觉搜索	AD 患者对目标的搜索时间增加，第一次固定于目标前注视的次数更多，对干扰物的注视时间更长	—
Jimenez 等（2021）	HC 23 例 MCI 33 例 AD 18 例	瞳孔反应	AD 患者的瞳孔在目标出现时扩张，在干扰物出现时收缩，这种差别较 HC 增强	—

注：HC：健康对照（healthy control）；MCI：轻度认知障碍（mild cognitive impairment）；AD：阿尔茨海默病（Alzheimer's disease）；bvFTD：行为变异型额颞叶痴呆（behavior variant of frontotemporal dementia）；svPPA：语义变异型原发性进行性失语（semantic variant primary progressive aphasia）。

（2）眼动异常与临床症状相关并能识别 AD 及预测疾病进展

眼球运动异常可发生在 AD 的早期阶段，然而，AD 患者不同阶段异常眼球运动的特点及其与临床症状的关系尚未达成共识，对诊断 AD 和预测其进展的意义也不明确。最近，我们团队基于此科学问题进行了探索。

①研究方法

我们纳入了健康对照者 35 例、AD-MCI 患者 48 例、AD-D 患者 38 例，采用 EyeKnow 智能眼动分析评估系统进行偏位注视、朝向眼跳、反向眼跳和记忆眼跳测试。采用成套神经心理学量表全面评估临床症状。分析 AD-MCI 和 AD-D 患者眼球运动参数与临床症状的相关性，评估其诊断 AD 的效能。

②研究结果

AD患者存在注视不稳定的情况，表现为在偏位注视中偏移次数更多、总偏移量更大、总偏移时间更长及正确率更低。眼跳功能损害包括在朝向眼跳中，表现为正确率降低、最快平均反应时间延长和平均速度降低；在反向眼跳中，表现为正确率和纠错率降低、纠正的平均反应时间延长及平均速度降低；在记忆眼跳中，表现为正确率降低、抑制失败次数增加和潜伏期缩短。

在校正年龄、起病年龄、性别、受教育年限、舒张压、体重指数和糖尿病的影响后，除偏位注视与执行功能无相关性外，其余3个眼跳任务的眼球运动参数均与总体认知功能、各认知域功能和日常生活活动能力相关，与注意力和执行功能的相关性更强。

多个眼球运动参数可作为AD的独立预测因子，预测AD、AD-MCI和AD-D的曲线下面积分别为0.835、0.737和0.864，将眼球运动参数与人口统计学变量联合时，预测AD的曲线下面积增加至0.899。

以上结果表明，AD患者存在明显的眼球运动异常，这与整体认知功能、记忆、语言、注意力、视空间和执行等认知域的功能及日常生活活动能力显著受损相关，在AD诊断和进展预测上具有较高的价值。眼球运动参数或可成为AD患者早期筛查、症状评估和进展监测的标志物，为眼球运动测试在未来临床中的应用提供新的理论依据。

（3）AD 与上肢运动障碍

①手指敲击运动

研究发现，与正常对照相比，MCI 和 AD 患者的手指敲击参数发生明显变化，包括敲击总次数减少，敲击间隔延长，特别是敲击变异性显著升高，这反映了 MCI 和 AD 患者的运动节律明显下降。敲击变异性还与 MMSE 量表和额叶功能评定量表评分呈显著负相关，提示患者运动节律的改变可能更与额叶异常有关；敲击变异性还可更好地将 AD 与帕金森病患者区分开来。进一步结合经颅磁刺激研究发现，AD 患者的手指敲击速度显著下降，且敲击速度越低，短延迟传入抑制效果越差。短延迟传入抑制属于初级运动皮层的兴奋性参数之一，已被证实依赖于初级运动皮层胆碱能系统的活性，可见 AD 患者的运动迟缓与初级运动皮层胆碱能功能障碍有关；然而，MCI 患者未出现运动皮层兴奋性的明显改变，这可能是由于在 MCI 阶段患者主要表现为运动节律改变，还未出现初级运动皮层胆碱能功能障碍，但随着疾病进展到 AD 的痴呆阶段，胆碱能功能障碍会逐渐明显，导致敲击节律改变和速度下降同时出现。

②手部握力

在手部握力研究中采用绝对握力和相对握力作为评估指标，前者是指通过握力计测量握力的绝对值，后者是指绝对握力与体重的比值，两者降低均与 AD 风险增加有关。一项对中国老年人的研究显示，用于识别 70 岁以上和 70 岁以下 AD 患者的绝对握力界值在女性中分别为 16.8 kg 和 20.7 kg, 在男性中分别为 24.4 kg 和 33.3 kg; 用于识别 70 岁以上和 70 岁以下 MCI 患者的绝对握力界值在女性分别为 17.5 kg 和 21.9 kg, 在男性分别为 25.8 kg 和 36.2 kg, 握力越大, 认知功能越好, 因此, 握力测量在中国人群中可能具有识别早期 AD 患者的潜力。研究还发现, 与认知正常的老年人相比, 认知障碍的老年人基线时握力较低是日常生活活动能力下降的重要危险因素, 因此, 提前在中年时期进行肌肉力量训练可能有望维持认知功能和日常生活活动能力。

③肘部运动

在肘部屈伸和计数的双任务研究中, 与健康对照者相比, MCI 和 AD 患者屈曲的次数减少、速度下降、角度范围缩小和变异性升高, 其中屈曲变异性可有效识别 MCI 和 AD 患者。我们进一步研究发现, 肘部屈曲的速度越低、变异性越高, 延迟回忆、执行、视觉构建和总体认知功能越差。此外, MCI 患者额叶、颞叶和顶叶皮质的厚度及体积下降越明显, 肘部双任务表现就越差, 这提示将肘部双任务运动和脑形态学测量相结合可以作为一种简单、快速和可能具有发现认知障碍和 AD 潜力的工具。

(4) AD 与步态障碍

①单任务步态测试

在单任务步态研究中, 鹿特丹研究将 30 个步态参数划分为 7 个独立的步态域, 并将步态参数标准化以评价总体步态; 在对基线时认知正常老年人的随访中发现, 步速、步态变异性和总体步态表现越差，痴呆（其中82%为AD痴呆）的发生风险越高；步速、步宽、步态节律和总体步态表现越差，总体认知功能下降越严重。上述结果表明，对步速、步宽、步态节律和步态变异性4个步态域进行定量测量或许能预测痴呆发生风险增加和认知功能下降。多项研究显示，步速和步态变异性是多种步态参数中最重要的两个指标，步速的快速下降可能先于认知功能下降，步态变异性则能够准确区分AD造成的痴呆与其他类型的痴呆，步速和步态变异性在区别AD造成的轻度痴呆上具有最高的效能。

②双任务步态测试

在双任务步态研究中，双任务步态测试的结果差于单任务步态测试，这表明步态表现受到了认知任务的干扰。认知正常者的步态-记忆和步态-执行双任务测试表现均差于单任务步态测试，而APOEε4携带者较非携带者的步态表现受认知任务的干扰程度更大，且在步态-执行双任务测试中的步态表现受认知任务的干扰更明显。MCI患者的步态节律在步行-计算双任务测试和单任务测试之间的差异最大，且双任务测试可有效区分MCI患者和健康对照者。在AD患者中，步行-计数和步行-命名双任务测试的综合步态评分、步宽、步速、双支撑时间（在一个步行周期中双足都在地面的时间）与单任务测试相比均显著受损。综上所述，与单任务步态测试相比，双任务步态测试可能是更有潜力的、能早期筛查和诊断AD的工具。

（5）AD 与平衡障碍

①姿势稳定性视觉依赖指数

研究显示，MCI 和 AD 患者会存在前庭功能障碍，这在伴有空间障碍的患者中尤其明显，因此对平衡能力进行测量可能有助于识别 MCI 患者。姿势稳定性指数是指受试者站立于稳定仪上并向不同方向倾斜时得出的可以代表平衡能力的参数，而姿势稳定性视觉依赖指数是指在睁眼与闭眼状态下所测姿势稳定性指数的比值，研究发现该指数与 MCI 患者的 MOCA 量表评分呈显著负相关，这表明患者的平衡能力越差，认知障碍就越严重，且该指数对识别 MCI 患者有较高的灵敏度。

②制动力

在一个步行周期中，在一只脚处于支撑阶段时，摆动腿在接触地面之前必须通过控制力来阻止质量重心的下降，从而避免发生跌倒，这种控制力即为制动力。研究发现，与健康对照者相比，AD 患者的制动力显著降低，且制动力越弱，步态变异性越大，跌倒风险越高，这提示 AD 患者的步态稳定性下降，因此，制动力或许可以预测 AD 患者跌倒的发生风险。

不同部位、类型的运动障碍可预测 AD 的发生风险、识别早期 AD 患者、鉴别 AD 和其他类型认知障碍性疾病，有成为新 AD 标志物的潜能。

参考文献

1. OPWONYA J, DOAN D N T, KIM S G, et al. Saccadic eye movement in mild cognitive impairment and Alzheimer's disease: a systematic review and meta-analysis. Neuropsychol Rev, 2022, 32(2): 193-227.

2. OPWONYA J, WANG C, JANG K M, et al. Inhibitory control of saccadic eye movements and cognitive impairment in mild cognitive impairment. Front Aging Neurosci, 2022, 14: 871432.

3. HANNONEN S, ANDBERG S, KARKKAINEN V, et al. Shortening of saccades as a possible easy-to-use biomarker to detect risk of Alzheimer's disease. J Alzheimers Dis, 2022, 88(2): 609-618.

4. LAGE C, LOPEZ-GARCIA S, BEJANIN A, et al. Distinctive oculomotor behaviors in Alzheimer's disease and frontotemporal dementia. Front Aging Neurosci, 2020, 12: 603790.

5. MOGHADAMI M, MOGHIMI S, MOGHIMI A, et al. The investigation of simultaneous EEG and eye tracking characteristics during fixation task in mild Alzheimer's disease. Clin EEG Neurosci, 2021, 52(3): 211-220.

6. JIANG J, YAN Z, SHENG C, et al. A novel detection tool for mild cognitive impairment patients based on eye movement and electroencephalogram. J Alzheimers Dis, 2019, 72(2): 389-399.

7. PEREIRA M, CAMARGO M, BELLAN A F R, et al. Visual search efficiency in mild cognitive impairment and Alzheimer's disease: an eye movement study. J Alzheimers Dis, 2020, 75(1): 261-275.

8. RAMZAOUI H, FAURE S, DAVID R, et al. Top-down and bottom-up

sources of eye-movement guidance during realistic scene search in Alzheimer's disease. Neuropsychology, 2022, 36（7）: 597-613.

9. JIMENEZ E C, SIERRA-MARCOS A, ROMEO A, et al. Altered vergence eye movements and pupil response of patients with Alzheimer's Disease and mild cognitive impairment during an oddball task. J Alzheimers Dis, 2021, 82（1）: 421-433.

10. KUO K, ZHANG Y R, CHEN S D, et al. Associations of grip strength, walking pace, and the risk of incident dementia: a prospective cohort study of 340212 participants. Alzheimers Dement, 2023, 19（4）: 1415-1427.

11. TOOSIZADEH N, EHSANI H, WENDEL C, et al. Screening older adults for amnestic mild cognitive impairment and early-stage Alzheimer's disease using upper-extremity dual-tasking. Sci Rep, 2019, 9（1）: 10911.

12. PETRILLO K, JAVED B, TOOSIZADEH N. Association between dual-task function and neuropsychological testing in older adults with cognitive impairment. Exp Gerontol, 2023, 178: 112223.

13. DARWEESH S K L, LICHER S, WOLTERS F J, et al. Quantitative gait, cognitive decline, and incident dementia: the rotterdam study. Alzheimers Dement, 2019, 15（10）: 1264-1273.

14. SUZUKI Y, TSUBAKI T, NAKAYA K, et al. New balance capability index as a screening tool for mild cognitive impairment. BMC Geriatr, 2023, 23（1）: 74.

15. CHENG Q, WU M, WU Y, et al. Weaker braking force, a new marker of worse gait stability in Alzheimer disease. Front Aging Neurosci, 2020, 12: 554168.

16. 张帆, 连腾宏, 何明月, 等. 阿尔茨海默病与运动障碍. 中华老年医学杂志, 2024, 43（5）: 560-566.

（张帆　齐婧　整理）

阿尔茨海默病的诊断

17. 阿尔茨海默病诊断和分期的修订标准：阿尔茨海默病协会工作组发布

2024年，国际阿尔茨海默病协会结合最新生物标志物进展，提出AD诊断和分期的修订标准，为研究和临床治疗搭建桥梁。

（1）诊断

特定的核心1生物标志物的异常足以诊断AD（表1）。具体而言，建议采用以下方法可以诊断AD：Aβ-PET；脑脊液Aβ42/Aβ40、脑脊液P-tau181/Aβ42、脑脊液T-tau/Aβ42；或"准确的"血浆检测，其中"准确的"的定义是指与Aβ-PET或已获批的脑脊液检测方法的准确性相当。该定义与最近建议的关于血液标志物最低可接受性能的标准一致。核心1生物标志物的组合也可用作诊断测试。

核心2生物标志物有多种用途（表2），但在大多数情况下不会单独用于诊断AD。应谨慎解释在核心1结果正常的情况下出现异常的核心 2 结果。

在 2018 年的研究框架中,根据 AT(N)生物标志物分类方案,AD 的诊断需要生物标志物 A+ 和 T+。然而,随着对 AD 生物标志物理解的深入,修订后的标准将 T 类标志物分为 T_1 和 T_2,将 AD 定义为核心 1 生物标志物的异常,该定义将 AD 发生与 Aβ-PET 出现异常有效地联系了起来(图 1)。

(2)生物学分期

生物学分期可采取两种常规的方法。一种方法是基于疾病自然史中生物标志物出现的顺序,其中每个生物标志物被分类为阳性(+)和阴性(−)。另一种方法是基于生物标志物的数值大小,用以表示疾病逐渐加重的程度,这种方法在某些疾病中得到了广泛应用(例如,在慢性肾病中,使用肾小管滤过率评价疾病严重程度),但在 AD 中则存在复杂性,因为 AD 存在两种主要的蛋白病理,而不是单一异常的生理指标。

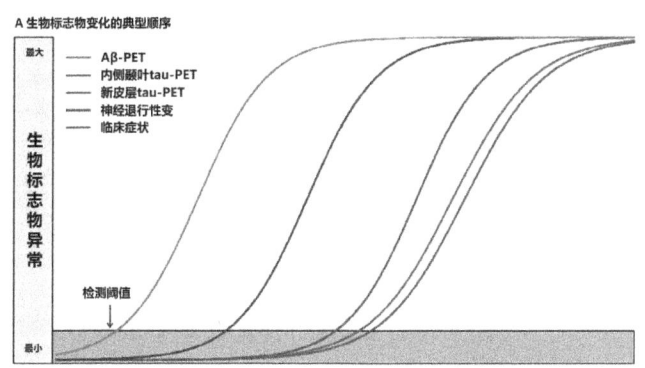

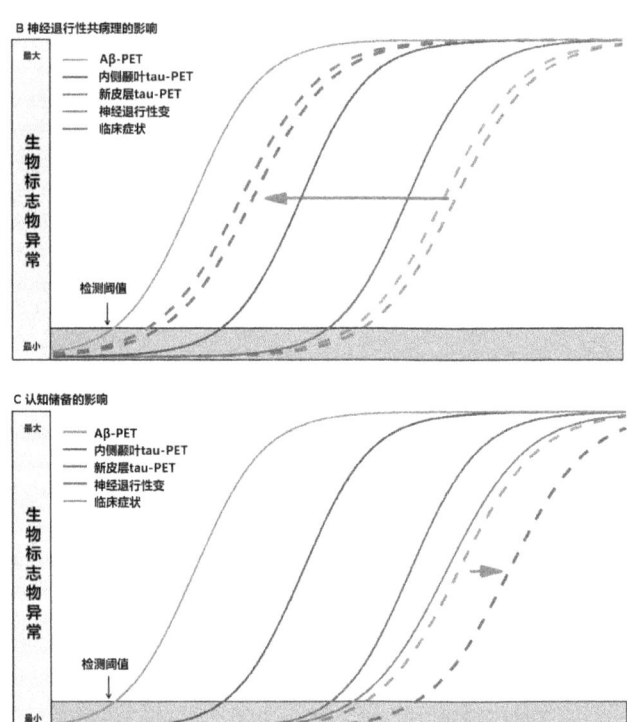

A.AD 的典型时间演变：PET 先后检测到 Aβ 和 tau 病理，随后发生神经退行性变、出现临床症状。x 轴表示时间，y 轴表示生物标志物或临床异常的程度；图 A 还展示了在仅存 AD 病理改变（即 A+T2）的个体中，AD 影像生物标志物的演变（MTL 指的是 tau-PET 显示的颞叶 tau 病理）。B.神经退行性共病病理的影响：在处于 AD 生物学 A 期（即 A+T2）、但存在严重神经退行性变和临床症状且与 tau 病理程度不成比例的患者中，神经退行性变和临床症状较典型 AD 的演变时间向左平移（水平灰色箭头）。C.认知储备的影响：在认知储备较高的患者中，临床症状出现较晚，较典型 AD 的演变时间向右平移（水平灰色箭头）。

图 1　通过影像生物标志物展示的临床分期及共病病理和认知储备的调节作用（彩图见彩插 1）

最新标准根据在疾病自然史研究中观察到的生物标志物出现的顺序提出了 4 期分期方案：A、B、C 和 D 期分别显示初期、早期、中期和晚期变化（表 4）。通过 Aβ-PET 和 tau-PET（表 4，表 5），或结合 T1 体液生物标志物和 tau-PET 进行分期（表 4）。

通过 T1 体液生物标志物明确存在 AD 神经病理改变后，可进一步检查 tau-PET。单次体液和 tau-PET 检查即可进行生物学分期，而无需同时行 Aβ-PET 和 tau-PET 检查。T1 体液生物标志物可以确定个体处于 A 期或更高阶段，但可能无法像 tau-PET 那样准确区分 A-D 期。还描述了仅基于体液生物标志物的概念分期方案（表6）。

表4　生物学分期

	初期生物标志物（A）	早期生物标志物（B）	中期生物标志物（C）	晚期生物标志物（D）
PET	Aβ-PET 阳性 $A+T_2-$	tau-PET 在内侧颞区沉积 $A+T_{2MTL}+$	tau-PET 在新皮质中度沉积 $A+T_{2MOD}+$	tau-PET 在新皮质高度沉积 $A+T_{2HIGH}+$
体液核心 1 生物标志物	脑脊液 Aβ42/Aβ40、P-tau181/Aβ42、T-tau/Aβ42 和准确[a]的核心 1 血浆检测可确定个体处于生物标志物阶段 A 或更高阶段，但目前还不能具体区分 PET A-D 阶段。			

注：分期可以通过以下两种方式完成。结合 Aβ-PET 和 tau-PET，或结合核心 1 体液生物标志物（将确定生物学阶段 A 或更高阶段）加上 tau-PET（用于区分不同分期）。在常染色体显性遗传性阿尔茨海默病和唐氏综合征阿尔茨海默病中，用 Aβ-PET 确定 A+ 与 A- 的方法可能需要特别考虑。Aβ：β 淀粉样蛋白（amyloid β-protein）；PET：正电子发射计算机断层扫描（positron emission tomography）；P-tau：磷酸化 tau（phosphorylated tau）。[a] 准确：血浆检测与已批准的脑脊液检测的诊断性能相当。

表5　正电子发射计算机断层扫描生物学分期

分期	Aβ-PET	tau-PET 在内侧颞区沉积	tau-PET 在新皮质中度沉积	tau-PET 在新皮质高度沉积	AT_2 术语
A	+	−	−	−	$A+T_2-$
B	+	+	−	−	$A+T_{2MTL}+$
C	+	+	+	−	$A+T_{2MOD}+$
D	+	+	+	+	$A+T_{2HIGH}+$

表6 体液生物标志物分期

	初期生物标志物 (A)	早期生物标志物 (B)	中期生物标志物 (C)	晚期生物标志物 (D)
体液生物标志物分期	脑脊液 Aβ42/Aβ40、P-tau181/Aβ42、T-tau/Aβ42 和精确[b]血浆检测	其他 P-tau 形式（如 P-tau205[a]）	MTBR-tau243[a]	非磷酸化 tau 片段[a]

注：PET和体液检测不是等同的，因此，不应将PET的A～D期等同于体液生物标志物的A～D期。Aβ：β淀粉样蛋白（amyloid β-protein）；MTBR：微管结合区（microtubule-binding region）；PET：正电子发射计算机断层扫描（positron emission tomography）；P-tau：磷酸化 tau（phosphorylated tau）。用[a]P-tau205、MTBR-tau243 和未磷酸化 tau 片段作为验证早期、中期和晚期的体液标志物，目前仍然是概念性的，仍需进一步的研究。[b]准确：血浆检测与已批准的脑脊液检测的诊断性能相当。

（3）临床分期

AD 的临床分期仅适用于处于 AD 病理生理疾病谱系的个体。临床定义的 7 期如下（表7）：0 期，基因决定的 AD（包括常染色体显性遗传性 AD 或唐氏综合征 AD），其生物标志物阴性且无临床症状，这些个体从出生起就患有此病，发生在病理或症状出现之前；1 期，无症状，具有 AD 生物标志物的证据；2 期，过渡性衰退，在认知功能未受损的个体中可能出现由 AD 引起的、可最早检测到的临床症状；3 期，客观认知障碍的严重程度不足以导致严重的功能丧失（即日常生活能力的效率低下，但仍然可以独立生活）；4～6 期，丧失独立生活能力，存在进行性加重的功能丧失。

表 7　AD 疾病谱系患者的临床分期

0 期
①无症状，有确定的 AD 致病基因
②无临床改变的证据，生物标志物在正常范围内

1 期
①无症状，仅存在生物标志物的证据
②客观认知测试结果在正常范围内
③没有近期认知功能减退或出现新症状的证据

2 期
①过渡性衰退，可察觉到轻微变化，但对日常功能的影响很小
②客观认知测试结果在预期范围内
③过去 1～3 年内个体的认知或神经行为功能较基线水平下降，并且持续至少 6 个月
④可能有认知测试结果纵向出现细微下降的情况，可能涉及记忆或其他认知域，但结果仍在正常范围内
⑤可以记录到主观认知功能下降
⑥近期出现了无法通过生活事件解释的情绪、焦虑和动机变化
⑦能完全独立进行日常生活活动，日常生活能力（activities of daily living，ADLs）没有或仅受到极小的影响

3 期
①出现早期影响功能的认知障碍
②客观认知测试结果处于受损或异常范围内
③由个人报告或观察者（如研究伙伴）报告或纵向认知测试或神经行为评估变化证明认知功能与基线相比下降
④无论是自我报告还是由观察者证实，患者能独立进行日常生活活动，但认知障碍可能会对复杂的 ADL 产生明显的影响（即日常生活活动可能需要更多时间完成或效率较低，但仍然可以完成）

4 期
①痴呆伴轻度功能障碍
②进行性认知障碍和工具性 ADL 轻度功能障碍，但基础性 ADL 可以独立完成

5 期
①痴呆伴中度功能障碍
②进行性认知障碍和基础性 ADL 出现中度功能障碍，需他人协助

6 期
①痴呆伴重度功能障碍
②进行性认知障碍和基础性 ADL 重度功能障碍，完全依赖他人协助

（4）综合生物学和临床分期

最新标准提出了综合生物学和临床的分期方案（表8），其中临床分期在列中，使用数字0-6表示；生物学分期在行中，用字母A～D表示；综合分期在单元格中，结合前两者表示，例如，临床2期和生物学A期整合为2A期。综合分期旨在表明AD的生物学分期和临床严重程度是相关的，但并非在所有个体中两者的变化都是同步的。

表8 基于生物学和临床的综合分期

	0期	1期	2期	3期	4～6期
初期生物学阶段（A）	×	1A	2A	3A	4～6A
早期生物学阶段（B）	×	1B	2B	3B	4～6B
中期生物学阶段（C）	×	1C	2C	3C	4～6C
晚期生物学阶段（D）	×	1D	2D	3D	4～6D

注：典型的进展轨迹是沿着对角线阴影单元格，从1A到4～6D，然而实际的轨迹存在相当大的个体差异。位于对角线上方（即临床分期较生物学分期更差）的个体通常具有较严重的共病病理。位于对角线下方（即临床分期较生物学分期更好）的个体可能具有良好的认知储备或认知弹性。

参考文献

1. JACK C R, Jr, ANDREWS J S, BEACH T G, et al. Revised criteria for diagnosis and staging of Alzheimer's disease：Alzheimer's association workgroup. Alzheimers Dement，2024，20（8）：5143-5169.

（齐婧 整理）

阿尔茨海默病的治疗

18. 数量缩减！2024年阿尔茨海默病药物研发管线分析

国际著名神经科学家 Jeffrey Cummings 教授的团队每年都会对 AD 药物研发管线进行审查和分析，重点关注试验药物的靶点和作用机制、临床疗效的评估指标及生物标志物在临床试验中的作用，同时也会分析试验周期、样本量大小及招募受试者所需的时间等数据，以帮助药物研发者做出基于证据的决策；帮助患者及家属了解可能应用于临床的药物；帮助临床医生和科学家了解 AD 潜在的治疗措施和研究前景。该研究团队于 2024 年 4 月在 *Alzheimer's & Dementia* 上发表了名为 "Alzheimer's disease drug development pipeline：2024" 的文章，其中的数据均来自美国国立卫生研究所下属美国国立医学图书馆运行的临床研究注册库——clinicaltrials.gov，这一数据库几乎涵盖了大部分的临床试验，对研究 AD 治疗进展和临床试验发展趋势，具有重要的参考意义。

Jeffrey Cummings 教授及团队对 2024 年世界 AD 药物研发管线总结如下。

（1）AD 临床试验、药物和化学新药数量缩减

截至 2024 年 1 月 1 日，共有 164 项针对 AD 预防、MCI 和痴呆阶段的临床试验正在进行，涵盖了 127 种药物。其中，处于Ⅲ期的临床试验共 48 项，涵盖了 32 种药物；处于Ⅱ期的临床试验共 90 项，涵盖了 81 种药物；处于Ⅰ期的临床试验共 26 项，涵盖了 25 种药物，相比于 2023 年的 187 项试验和 141 种药物，数量有所缩减。在 164 项临床试验中，有 34%（56 项）是疾病修饰性生物制剂，41%（68 项）是疾病修饰小分子药物，10%（17 项）是认知增强剂，14%（23 项）是改善精神行为症状的药物。此外，与 2023 年相比，化学新药的数量也明显缩减，从 101 种减少至 88 种，降幅达 13%。

（2）疾病修饰治疗（disease-modifying therapy，DMT）成为 AD 药物研发热点

在 AD 药物管线中，大部分是 DMT 药物，共计 96 种，占所有临床试验药物的 76%。其他药物则主要用于改善认知功能（15 种，占 11%）和神经精神症状（16 种，占 13%）。临床试验的阶段越早，DMT 药物占比越大，其中，Ⅲ期临床试验中有 21 种（65%），Ⅱ期临床试验中有 63 种（78%），Ⅰ期临床试验中有 21 种（84%）。在 96 种 DMT 中，有 53 种（55%）是小分子药物，43 种（45%）

是生物制剂。由此可见，AD 新药的研发方向集中在延缓、阻止病情进展和修复、逆转病理变化，而不仅仅是改善症状。

（3）AD 临床试验药物的靶点广泛

在 AD 药物研发管线中，药物靶点广泛，几乎涵盖了 CADRO 分类系统中包含的所有可能靶点。其中，最常见的靶点包括神经递质受体、神经免疫炎症、Aβ 和突触可塑性。具体而言，有 28 种药物靶向神经递质受体，25 种药物靶向神经免疫炎症，23 种药物靶向 Aβ，15 种药物靶向突触可塑性 / 神经保护作用，11 种药物针对 tau 蛋白相关的病理过程，8 种药物针对代谢与能量，5 种药物针对 APOE、脂质及脂蛋白受体，各有 4 种药物针对蛋白质稳态 / 蛋白质病变、生长因子和激素，3 种药物关注氧化应激、神经再生和昼夜节律紊乱，2 种药物关注血管因素，分别有 1 种药物探索脑 – 肠轴和表观遗传调控作用。

（4）AD 新药研发主要针对早期患者

对目标患者群体进行分析发现，早期 AD 患者受到广泛关注，成为研究热点。目前在研的临床试验中，4 项是针对认知功能正常但存在罹患 AD 风险个体进行的预防研究，42 项是针对 MCI 患者（无论有无 AD 病理改变）的治疗，49 项关注的是早期 AD 患者（MCI 或轻度痴呆阶段）的治疗，其他 75 项则致力于治疗各个阶段 AD 患者的药物。

（5）一款 AD 治疗药物的总研发时间约为 13 年

Jeffrey Cummings 教授及团队根据以往的药物研发案例得出

结论：一款 AD 治疗药物的总研发时间约为 13 年，这与 2014 年 Scott 等的观点相吻合，这可能表明当前 AD 临床试验中所用技术复杂性的增加并没有延长药物的研发时间，而临床试验经验的积累也没有减少药物的研发时间。

总体而言，未来 AD 药物的研发方向将集中探索更有效的生物学靶点、研究新的药理作用、发现新的生物标志物、创新试验设计和分析方法，以加快有效治疗方案的问世，造福 AD 患者。

参考文献

1. SCOTT T J, O'CONNOR A C, LINK A N, et al. Economic analysis of opportunities to accelerate Alzheimer's disease research and development. Ann N Y Acad Sci, 2014, 1313（1）：17-34.

2. CUMMINGS J, ZHOU Y, LEE G, et al. Alzheimer's disease drug development pipeline：2024. Alzheimers Dement（N Y），2024, 10（2）：e12465.

3. LEE D, SLOMKOWSKI M, HEFTING N, et al. Brexpiprazole for the treatment of agitation in Alzheimer dementia：a randomized clinical trial. JAMA Neurol，2023, 80（12）：1307-1316.

4. 黄钰媛, 郁金泰. 阿尔茨海默病靶向 Aβ 疾病修饰治疗：曙光初现. 中华神经科杂志, 2023, 56（9）：959-964.

（荣璐　整理）

19. 抗 Aβ 单抗延缓早期阿尔茨海默病进展

目前用于治疗 AD 相关痴呆的药物只能暂时改善临床症状，并不能改变疾病进程。Aβ 斑块沉积是 AD 发病的早期和关键环节，它可以加速 AD 的发生发展。在过去十年的临床研究中，Aβ 级联假说取得了很大的进展。近期的临床研究表明，仑卡奈单抗和多奈单抗可降低早期 AD 患者脑内 Aβ 斑块负荷，使患者受益。

（1）仑卡奈单抗治疗早期 AD 的 AD-Clarity 研究取得成功

仑卡奈单抗是一种人源性 IgG1 单克隆抗体，与可溶性 Aβ 寡聚体和原纤维具有高亲和力，对神经元及突触产生更强的毒性。

① 研究方法

Clarity AD 是一项为期 18 个月的多中心、双盲、Ⅲ期临床试验，评估仑卡奈单抗治疗早期 AD 的有效性及安全性。

a. 研究设计：受试者按 1∶1 比例随机分为两组，分别接受 10 mg/kg 仑卡奈单抗或安慰剂静脉给药，每 2 周一次。

b. 入组标准：50～90 岁且有 Aβ 病理改变证据（PET 检查或脑脊液检测）的早期 AD 患者（AD 源性 MCI 或轻度痴呆）。

c. 主要终点：第 18 个月时临床痴呆评定量表总分（clinical dementia rating-sum of boxes，CDR-SB）较基线的变化值，CDR-SB 评分范围 0～18 分，评分越高、认知功能受损越严重。

d. 次要终点：第 18 个月时以下指标较基线的变化值，包括 PET 淀粉样斑块负担（centiloids）；AD 评定量表－认知部分（Alzheimer's disease assessment scale-cognitive subscale，ADAS-cog）14 项，评分范围 0～90 分，分数越高、认知受损越严重；AD 综合评分（Alzheimer's disease composite score，ADCOMS），评分范围 0～1.97 分，分数越高、认知受损越严重；AD 协作研究组－轻度认知障碍－日常生活能力量表评分（Alzheimer's disease cooperative study-activities of daily living scale for mild cognitive impairment，ADCS-MCI-ADL），评分范围 0～53 分，分数越低、日常生活能力受损越严重。

②研究结果

a. 主要终点：该研究从 2019 年 3 月持续至 2021 年 3 月，在北美、欧洲和亚洲的 235 个地点同步进行，共纳入受试者 1795 例，其中仑卡奈单抗组 898 例，安慰剂组 897 例。两组患者基线平均 CDR-SB 相似（3.2 分）；干预 18 个月后，仑卡奈单抗组和安慰剂组的 CDR-SB 较基线的平均变化值分别为 1.21 分和 1.66 分（95%CI –0.67～–0.23；$P < 0.001$）。

b. 次要终点：Aβ-PET 亚组分析显示，仑卡奈单抗组和安慰剂组 centiloids 的平均变化值分别为 –55.5 和 3.6，两组差值 –59.1（95%CI –62.6～–55.6；$P < 0.001$）。与安慰剂组相比，仑卡奈单抗组第 18 个月时 ADAS-Cog14 评分（两组差值：–1.44 分，95%CI –2.27～–0.61）、ADCOMS 评分（两组差值：–0.05 分，

95%CI –0.074～–0.027）和 ADCS-MCI-ADL 评分（两组差值：2.0 分，95%CI 1.2～2.8）的恶化程度均明显下降（均 $P<0.001$）。

c. 安全性终点：仑卡奈单抗组输注相关不良反应的发生率为 26.4%，淀粉样蛋白相关影像学异常（amyloid-related imaging abnormalities，ARIA）（水肿或渗出）的发生率为 12.6%。

综上所述，与安慰剂相比，仑卡奈单抗治疗 18 个月后，早期 AD 患者脑内淀粉样斑块负荷降低，认知和日常生活功能衰退延缓，但淀粉样斑块清除治疗也与不良事件有关。未来需要为期更长的临床试验进一步确定仑卡奈单抗治疗早期 AD 的有效性和安全性。

（2）多奈单抗治疗早期症状性 AD 的临床研究获得成功

多奈单抗是一种 IgG1 单克隆抗体，仅靶向存在于脑淀粉样斑块中不溶性、N 端截短形式的修饰型 Aβ。

①研究方法

a. 研究设计：TRAILBLAZER-ALZ 2 是一项为期 18 个月的随机、双盲、安慰剂对照Ⅲ期临床试验，旨在评估多奈单抗的有效性和安全性。

b. 入组标准：早期症状性 AD 源性 MCI 和轻度痴呆且基于 PET 确认伴有淀粉样蛋白和低/中或高 tau 病理的患者。

c. 用药方案：按 1∶1 的比例随机分配接受多奈单抗（n=860）或安慰剂（n=876）静脉给药，每 4 周一次，前 3 次为 700 mg，末次为 1400 mg，持续 72 周。按照研究方案规定，在 24、52 和

76周时，基于受试者盲态 Aβ-PET 结果判断其是否以盲态方式转为安慰剂治疗。

d. 主要终点：第18个月时综合 AD 评定量表（integrated Alzheimer's disease rating scale，iADRS）评分较基线的变化值，iADR 评分范围为 0～144 分，评分越低、认知功能受损越严重。

e. 次要终点：第18个月时 CDR-SB 较基线的变化值，CDR-SB 评分范围为 0～18 分，评分越高、认知功能受损越严重。

②研究结果

该研究在 8 个国家的 277 个医学研究中心或医院纳入了 1736 例早期症状性 AD 源性 MCI 和轻度痴呆且基于 PET 确认伴有淀粉样蛋白和低、中或高 tau 病理的受试者，其中 1182 例（68.1%）为低、中 tau 病理，552 例（31.8%）为高 tau 病理，最终 1320 例（76%）受试者完成了研究。

a. 主要终点：第18个月时，在低、中 tau 病理受试者中，多奈单抗组的 iADRS 评分最小二乘均值变化为 –6.02（95%CI –7.01～–5.03），安慰剂组为 –9.27（95%CI –10.23～–8.31），两组相差 3.25（95%CI 1.88～4.62；$P < 0.001$）；在整体受试者中，多奈单抗组的 iADRS 评分最小二乘均值变化为 –10.2（95%CI –11.22～–9.16），安慰剂组为 –13.1（95%CI –14.10～–12.13），两组相差 2.92（95%CI 1.51～4.33；$P < 0.001$）。

b. 次要终点：第18个月时，在低、中 tau 病理受试者中，多奈单抗组的 CDR-SB 的最小二乘均值变化为 1.20（95%CI

1.00～1.41），安慰剂组为 1.88（95%*CI* 1.68～2.08），两组相差 –0.68（95%*CI* –0.95～–0.40；$P < 0.001$）；在整体受试者中，多奈单抗组的最小二乘均值为 1.72（95%*CI* 1.53～1.91），安慰剂组为 2.42（95%*CI* 2.24～2.60），两组相差 0.7（95%*CI* –0.95～–0.45；$P < 0.001$）。

c. 安全性终点：多奈单抗组 205 例受试者（24.0%；52 例有症状）和安慰剂组 18 例受试者（2.1%；0 例有症状）发生了 ARIA（水肿或渗出）；多奈单抗组 74 例受试者（8.7%）和安慰剂组 4 例受试者（0.5%）发生了输注相关反应；多奈单抗组和安慰剂组分别发生了 3 例和 1 例与治疗相关的死亡。

综上所述，在 TRAILBLAZER-ALZ 2 研究中，多奈单抗能显著延缓低、中 tau 病理人群和合并高 tau 病理人群的疾病进展。

（3）甘特珠单抗在两项早期 AD 的Ⅲ期临床试验中失败

甘特珠单抗（Gantenerumab）是一种皮下注射的抗 Aβ 免疫球蛋白 G1lb 单克隆抗体，对靶向 Aβ 的低聚物以及聚集的原纤维和斑块具有最高的亲和力。它通过小胶质细胞介导的吞噬作用促进淀粉样斑块的清除。

①研究方法

a. 研究设计：Ⅲ期、多中心、随机、双盲、安慰剂对照、平行组试验。每 2～4 周进行一次随访。在最后一次予药甘特珠单抗或安慰剂后的第 14 周和第 50 周进行长期安全随访。在筛查时，受试者需经 PET 检查或脑脊液检测显示 Aβ 阳性。如果 PET 和脑脊液检测到淀粉样蛋白，则受试者有资格参加 Aβ-PET 和脑脊液的子研究。tau-PET 子研究的入组资格没有限制。

b. 入组标准：年龄 50～90 岁；根据美国国家衰老研究所和阿尔茨海默病协会标准符合 AD 源性 MCI 或轻度痴呆；PET 检查明确淀粉样蛋白阳性，或脑脊液 P-tau 181/Aβ42 > 0.024；筛选和基线时临床痴呆评定量表总分（clinical dementia rating-global score，CDR-GS）为 0.5 或 1 分，22 分 ≤ MMSE ≤ 30 分，自由和线索选择性回忆测试（free and cued selective reminding test，FCSRT）线索提示指数 ≤ 0.67、自由回忆 ≤ 27 分。

c. 排除标准：服用抗凝剂或甘露特钠，或在头 MRI 筛查中发现有可能导致认知障碍的影像表现，如超过 5 个微出血、超过 2 个腔隙性梗死或 Fazekas 评分为 3 分。

d. 用药方案：在双盲治疗期间，无论受试者 *APOEε4* 基因型如何，都在 36 周内将其皮下注射的甘特珠单抗剂量增加到每 2 周 510 mg 的目标水平。双盲治疗期最初计划为 104 周，但由于 2019 年新型冠状病毒大流行，治疗期延长至 116 周。在完成双盲治疗期后，符合条件的受试者可以接受开放标签甘特珠单抗治疗。

e. 主要终点：第 116 周 CDR-SB 评分较基线的变化。

f. 次要终点：第 116 周以下指标较基线的变化：ADAS-Cog13、阿尔茨海默病合作研究–日常生活活动量表（Alzheimer's disease cooperative study-activities of daily living inventory，ADCS-

ADL）和功能活动问卷调查（functional activities questionnaire，FAQ）评分。

g. 探索性生物标志物：血浆 P-tau181 和 Aβ42 水平较基线的变化及头 MRI 显示的全脑、脑室和海马体积较基线的变化；脑脊液 T-tau、P-tau181、Aβ42、Aβ40、神经颗粒蛋白和神经丝轻链蛋白水平较基线的变化。

h. Aβ-PET 和 tau-PET 子研究：从基线到第 116 周 Aβ 和 tau 负荷的变化。

i. 安全性终点：不良事件的发生率、性质、严重程度和时间；严重不良事件和 ARIA，包括 ARIA 伴水肿（ARIA with edema，ARIA-E）和 ARIA 伴含铁血黄素（ARIA with hemosiderosis，ARIA-H）；注射部位反应、体检结果、生命体征、血液检查结果、心电图结果、哥伦比亚自杀严重程度评定量表评分和是否存在抗药物抗体。

②研究结果

在 GRADUATE I 试验中，499 例和 485 例受试者被随机分配分别接受甘特珠单抗和安慰剂治疗。在 GRADUATE II 试验中，498 例和 477 例受试者被随机分配分别接受甘特珠单抗和安慰剂治疗。

a. 主要终点：在 GRADUATE I 试验中，在第 116 周时，甘特珠单抗组的 CDR-SB 评分与基线的平均变化为 3.35，安慰剂组为 3.65，两组差异为 –0.30（95%CI –0.66～0.05；P=0.10）。

在 GRADUATE II 试验中，甘特珠单抗组 CDR-SB 评分的变化为 2.82，安慰剂组为 3.01，两组差异为 –0.19（95%CI –0.55～0.17；P=0.30）。

b. 次要终点：在第 116 周时甘特珠单抗组与安慰剂组相比，ADAS-Cog13、ADCS-ADL 和 FAQ 评分相对于基线的变化不显著。

c. 探索性终点：在第 116 周进行的脑脊液测试中，两项试验中甘特珠单抗组 T-tau、P-tau181 和 Aβ40 的平均水平较低，而 Aβ42 的平均水平高于安慰剂组治疗的受试者。与安慰剂组相比，甘特珠单抗组神经颗粒蛋白水平下降幅度更大，神经丝轻链蛋白水平增加幅度较小。在第 116 周进行的血浆检测中，与安慰剂组相比，甘特珠单抗组 P-tau181 的平均水平较低，Aβ42 的平均水平较高。

在第 116 周，甘特珠单抗组 Aβ-PET 水平低于安慰剂组。在第 116 周，在 GRADUATE I 试验中，甘特珠单抗和安慰剂组中，分别有 28.0% 和 2.4% 达到 Aβ-PET 阴性；在 GRADUATE II 试验中，甘特珠单抗组有 26.8% 达到 Aβ-PET 阴性，安慰剂组无人达到阴性。

对内侧颞叶、外侧颞叶、额叶和顶叶复合区进行 PET 检测，结果显示，甘特珠单抗组和安慰剂组的 tau-PET 没有明显差异。

与安慰剂组相比，甘特珠单抗组全脑体积下降幅度更大，脑室体积增加幅度更大。在 GRADUATE I 试验中，甘特珠单抗组左侧海马体积的减少更显著,但在 GRADUATE II 试验中没有观察到这一结果。在两项试验中,甘特珠单抗组和安慰剂组的右侧海马体积变化相似。

d. 安全性终点:甘特珠单抗的安全性在 GRADUATE I 试验和 GRADUATE II 试验之间没有显著差异。

甘特珠单抗组和安慰剂组发生了至少一次不良事件的受试者分别占 90.1% 和 83.1%。甘特珠单抗组和安慰剂组因不良事件而停药的受试者分别占 9.1% 和 1.8%,这一差异主要是由方案中规定的 ARIA-H 停药标准所致。注射部位反应通常较轻微,与停药无关,甘特珠单抗组和安慰剂组发生注射部位反应的分别占 16.8% 和 7.7%。甘特珠单抗和安慰剂组发生脑实质出血(> 10 mm)和蛛网膜下腔出血的受试者分别占 1.4% 和 1.0%。

甘特珠单抗组 ARIA-E 的总体发生率为 24.9%,安慰剂组为 2.7%,每增加一个 $APOE\varepsilon 4$ 等位基因,ARIA-E 的发生率约翻 1 倍。甘特珠单抗组中有 5.0% 的症状性 ARIA-E,而安慰剂组中只有 0.2% 的症状性 ARIA-E。ARIA-E 最常见的症状是头痛和头晕。严重的症状性 ARIA-E 仅发生在甘特珠单抗治疗组(1.1%)。没有报告致命的 ARIA-E 病例。

甘特珠单抗组和安慰机组 ARIA-H 总发生率分别为 22.9% 和 12.3%,单独出现 ARIA-H 分别为 8.6% 和 11.4%,同时出现 ARIA-E 和 ARIA-H 分别为 13.5% 和 0.7%。

综上所述,在早期症状性 AD 患者中,甘特珠单抗治疗

116周后，患者脑内的Aβ斑块减少了，但认知功能下降没有改善。

（4）索兰珠单抗在临床前AD的Ⅲ期临床试验中失败

对无症状性AD的抗Aβ治疗旨在延缓基线时无认知损害但PET显示Aβ负荷升高的老年人在临床前AD阶段的认知下降。索兰珠单抗（Solanezumab）是一种结合Aβ单体中间结构域的免疫球蛋白G1单克隆抗体，一项Ⅲ期临床试验对索兰珠单抗与安慰剂的疗效进行了4.5年的比较。

①研究方法

a. 研究设计：Ⅲ期、多中心、双盲、安慰剂对照临床试验。

b. 入组标准：年龄50～90岁；临床前AD患者；PET检查明确Aβ阳性；筛选和基线时CDR-GS量表为0分；MMSE量表≥25分；韦氏记忆量表逻辑记忆评分为6～18分。

c. 用药方案：受试者按1∶1的比例随机分配接受静脉注射索兰珠单抗或安慰剂；索兰珠单抗和安慰剂组均为：1600 mg静脉注射，每4周1次，为期240周。

d. 主要终点：第240周时AD认知综合评分较基线的变化。

e. 次要终点：第240周时以下指标较基线的变化：认知功能指数、ADCS-ADL预防问卷、CDR-SB和CDR-GS评分。

f. 影像学终点：第240周时Aβ-PET、tau-PET和MRI测量的脑体积较基线的变化。

②研究结果

索兰珠单抗组 564 例,安慰剂组 583 例,两组分别有 379 例和 396 例继续进入开放标签延伸阶段。

a. 主要终点:与基线相比,索兰珠单抗组认知综合评分的平均变化为 –1.43(95%CI –1.83~–1.03),安慰剂组为 –1.13(95%CI –1.45~–0.81),两组差异为 –0.30(95%CI –0.82~0.22;P=0.26),组间无显著差异。

b. 次要终点:由于主要终点组间差异不显著,图形测试方案不允许对次要终点提出显著性声明。

c. 影像学终点:Aβ-PET 显示,两组的 Aβ 负荷继续积累,均高于基线水平,安慰剂组的增加幅度大于索兰珠单抗组。tau-PET 显示,两组新皮质和内侧颞叶 tau 缠结的增加相似。两组海马和全脑皮层灰质体积的变化相似。

d. 安全性终点:两组总体和严重不良事件的类型和发生率相似。索兰珠单抗组出现 1 例 ARIA-E,安慰剂组出现 2 例。索兰珠单抗组中 29.2% 的受试者和安慰剂组 32.8% 的受试者发生 ARIA-E 伴微出血或含铁血黄素沉着。

综上所述,在这项Ⅲ期临床试验中,与安慰剂相比,索兰珠单抗在 4.5 年内没有延缓临床前 AD 患者认知和功能下降的进展。

参考文献

1. OSTROWITZKI S, BITTNER T, SINK K M, et al. Evaluating the safety and efficacy of crenezumab vs placebo in adults with early Alzheimer disease: two phase 3 randomized placebo-controlled trials. JAMA Neurol, 2022, 79(11): 1113-1121.

2. DOODY R S, THOMAS R G, FARLOW M, et al. Phase 3 trials of solanezumab for mild-to-moderate Alzheimer's disease. N Engl J Med, 2014, 370(4): 311-321.

3. HONIG L S, VELLAS B, WOODWARD M, et al. Trial of solanezumab for mild dementia due to Alzheimer's disease. N Engl J Med, 2018, 378(4): 321-330.

4. SALLOWAY S, FARLOW M, MCDADE E, et al. A trial of gantenerumab or solanezumab in dominantly inherited Alzheimer's disease. Nat Med, 2021, 27(7): 1187-1196.

5. VAN DYCK C H, SWANSON C J, AISEN P, et al. Lecanemab in early Alzheimer's disease. N Engl J Med, 2023, 388(1): 9-21.

6. SIMS J R, ZIMMER J A, EVANS C D, et al. Donanemab in early symptomatic Alzheimer disease: the TRAILBLAZER-ALZ2 randomized clinical trial. JAMA, 2023, 330(6): 512-527.

7. BATEMAN R J, SMITH J, DONOHUE M C, et al. Two phase 3 trials of gantenerumab in early Alzheimer's disease. N Engl J Med, 2023, 389(20): 1862-1876.

8. SPERLING R A, DONOHUE M C, RAMAN R, et al. Trial of solanezumab in preclinical Alzheimer's disease. N Engl J Med, 2023, 389(12): 1096-1107.

(连腾宏 齐婧 整理)

20. 布瑞哌唑：首个获美国 FDA 批准改善阿尔茨海默病激越症状的药物

激越定义为明显的坐立不安和过多的肢体活动，并伴有焦虑。约一半以上的 AD 患者会出现激越症状，与 AD 相关的激越可能包括烦躁不安或更具攻击性的行为，如尖叫、破坏物体或打斗。频繁且严重的激越症状给 AD 患者及其家人带来极大的痛苦。先前的两项随机临床试验表明，布瑞哌唑（2 mg/d）对于 AD 激越患者可能有效、安全且具有良好耐受性，这表明布瑞哌唑有望成为一种新的激越治疗药物。2023 年 5 月，美国 FDA 批准布瑞哌唑为第一个治疗 AD 相关激越的药物。

2023 年 11 月，研究人员在 *JAMA Neurology* 上发表了一项全国临床试验结果，进一步表明布瑞哌唑可显著缓解 AD 患者的激越症状，并且耐受性良好，副作用很少。

（1）研究方法

①研究设计：Ⅲ期、多中心（7 个欧美国家的 123 个中心）、随机、双盲、安慰剂对照、固定剂量、平行臂、为期 12 周的临床试验。

②入组标准：纳入 55～90 岁的 345 例不同认知障碍严重程度的 AD 患者，纳入标准满足以下 AD 诊断标准（符合美国国立神经病、语言障碍和卒中研究所－阿尔茨海默病及相关疾病协会标准、MMSE 量表 5～22 分、头 MRI 符合 AD 影像学改变）和

激越诊断标准（符合国际老年精神病学学会标准）。筛选与随机分析流程图如下（图2）。

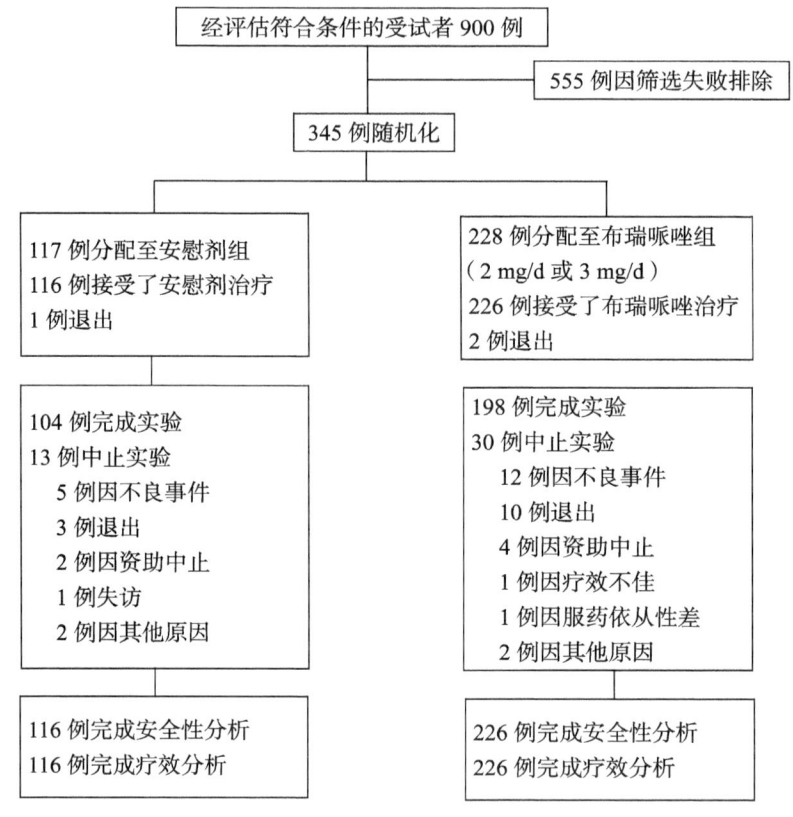

图2 筛选与随机分析流程

③研究指标：

a.疗效终点指标

1）主要终点：受试者接受布瑞哌唑（2 mg/d 或 3 mg/d）治疗后从基线到第12周 Cohen Mansfield 激越问卷（Cohen-Mansfield agitation inventory，CMAI）总分的变化。

2）次要终点：包括 CMAI 各因子评分、临床总体印象疾病严重程度（clinical global impression severity of illness，CGI-S）量表评分、CMAI/CGI-I 反应率、神经精神问卷－护理院版（neuropsychiatric inventory-nursing home version，NPI-NH）评分、剂量相关的 CMAI 总分、剂量相关的临床总体印象疾病程度改善（clinical global impression improvement of illness，CGI-I）评分较基线的变化。

b. 安全性终点：通过治疗后出现的不良事件、体重、实验室检查、生命体征、心电图、Sheehan 自杀倾向追踪量表、MMSE 和 3 个锥体外系症状评定量表（Simpson-Angus 量表、异常不自主运动量表和 Barnes 静坐不能评定量表）进行评估。

（2）研究结果

①疗效终点

a. 主要终点：与安慰剂组相比，布瑞哌唑组从基线至第 12 周的 CMAI 总分变化在统计学上表现出更显著的改善（Cohen d=0.35）。

b. 次要终点：与安慰剂组相比，布瑞哌唑组从基线到第 12 周的 CGI-S 变化在统计学上表现出更显著的改善（Cohen d=0.31）；其他次要终点（CMAI 因子评分、CGI-I 评分和 CMAI/CGI-I 反应率）也在统计学上表现出显著改善（图 3）。

c. 探索性终点：与安慰剂组相比，布瑞哌唑组在第 12 周的 NPI-NH 和 CMAI 总分有更大的改善。在 CGI-S 评分方面，布瑞哌唑组在第12周显示出类似的改善,与安慰剂相比,布瑞哌唑具有统计学上显著差异。

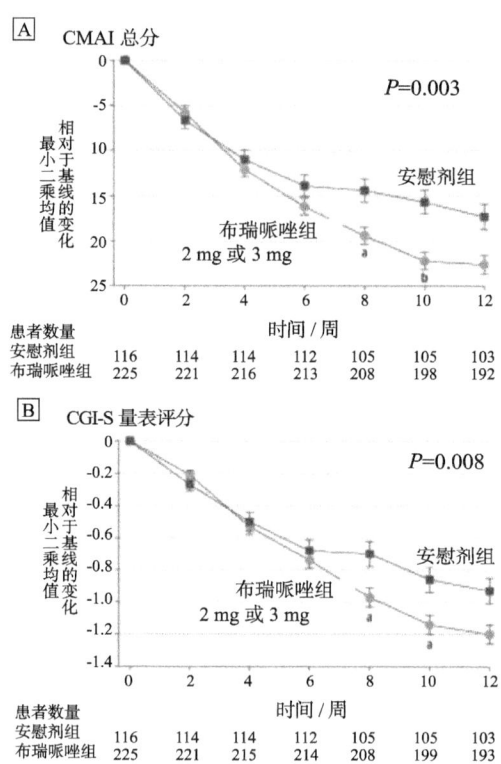

图3 布瑞哌唑显著改善AD伴激越患者的CMAI和CGI-S量表评分(彩图见彩插2)

②安全性终点

布瑞哌唑组不良事件的发生率为40.7%,安慰剂组为31.0%。大多数不良事件为轻度或中度,患者很少会因此停药。与其他非典型抗精神病药物相比,布瑞哌唑不会加重AD患者的认知障碍,锥体外系症状变化极小,没有出现自杀意念或行为。实验室检查指标、生命体征或心电图的组间平均差异无临床意义。使用布瑞哌唑时，更快的滴定速度不影响安全性。

综上所述，布瑞哌唑作为首个获美国 FDA 批准的治疗 AD 激越症状的药物，其临床疗效、耐受性及安全性良好，具有可观的治疗前景。

参考文献

1. LEE D，SLOMKOWSKI M，HEFTING N，et al. Brexpiprazole for the treatment of agitation in Alzheimer dementia：a randomized clinical trial. JAMA Neurol，2023，80（12）：1307-1316.

2. GROSSBERG G T，KOHEGYI E，MERGEL V，et al. Efficacy and safety of brexpiprazole for the treatment of agitation in Alzheimer's dementia：two 12-week，randomized，double-blind，placebo-controlled trials. Am J Geriatr Psychiatry，2020，28（4）：383-400.

（郑紫静　岳好　整理）

21. 双食欲素受体拮抗剂治疗阿尔茨海默病失眠

失眠和 AD 对个人和社会都产生巨大影响，近年来已逐步成为全球健康问题。探索更安全和有效的催眠药物一直是失眠治疗领域的重要课题。苏沃雷生是以 Orexin 为靶点的双食欲素受体拮抗剂，与一般通过镇静大脑来诱导睡眠的药物不同，其仅阻断食欲素受体的启动，而非通过广泛抑制大脑活动而降低过度的中枢觉醒。

（1）研究方法

①研究设计：多中心、随机、双盲、安慰剂对照。

②入组标准：符合美国国家衰老研究所和阿尔茨海默病协会可能的 AD 痴呆诊断标准及精神障碍诊断和手册 – 第 5 版（diagnostic and statistical manual of mental disorders-fifth edition，DSM-5）失眠诊断标准。

③主要终点：受试者在第 4 周首次进行多导睡眠监测（polysomnography，PSG）显示的总睡眠时间较基线的变化。

④次要终点：第 4 周 PSG 显示的入睡后觉醒时间较基线的变化。

（2）研究结果

该研究共入组 285 例 AD 痴呆伴失眠的受试者（图 4）。在第 4 周时，苏沃雷生组和安慰剂组的总睡眠时间分别增加了 73 分钟和 45 分钟，两组差值 28 分钟（95%CI 11.1～45.2；P=0.001）。苏沃雷生组和安慰剂组的入睡后觉醒时间分别减少了 45 分钟和 29 分钟，两组差值 16 分钟（95%CI –28.1～–3.3；P=0.0014）。嗜睡是最常见的不良事件，苏沃雷生组和安慰剂组出现嗜睡的比例分别为 4.2% 和 1.4%。

综上，苏沃雷生增加了 AD 痴呆伴失眠患者的睡眠时间，减少觉醒时间，且不良反应少。

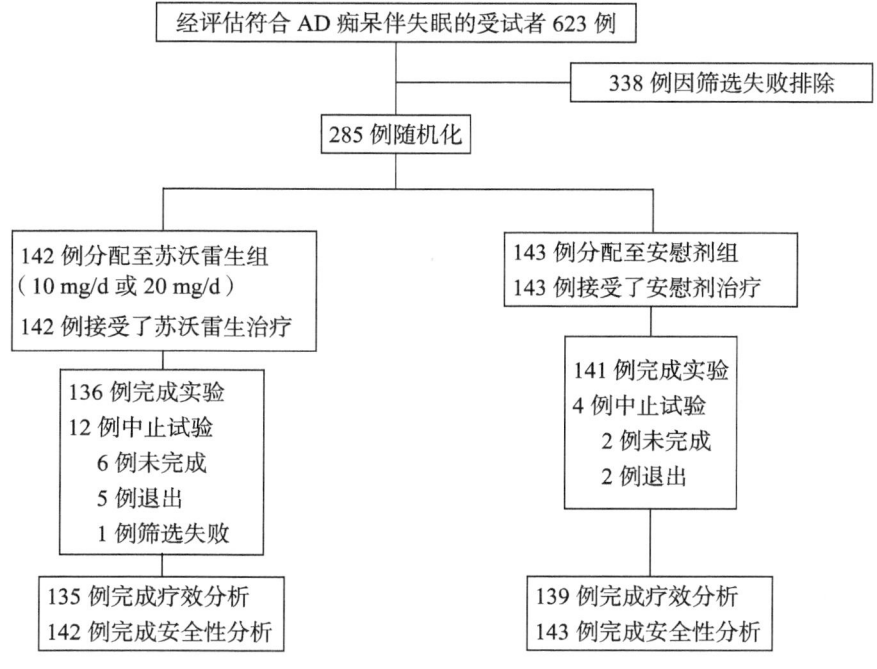

图 4　研究流程

参考文献

1. SAKURAI T. The role of orexin in motivated behaviours. Nat Rev Neurosci，2014，15（11）：719-731.

2. HERRING W J，CEESAY P，SNYDER E，et al. Polysomnographic assessment of suvoresant in patients with probable Alzheimer's disease dementia and insomnia：a randomized trial. Alzheimers Dement，2020，16（3）：541-551.

（张文静　整理）

22. 神经调控治疗阿尔茨海默病

（1）脑深部电刺激

AD 治疗一直是医学界面临的挑战之一，亟须探求新的治疗措施解决这一医学难题。脑深部电刺激（deep brain stimulation，DBS）技术的出现为 AD 治疗带来了曙光。DBS 利用立体定向方法在脑内特定的核团或区域植入刺激电极，通过特定频率的电刺激调控相关核团或区域的功能达到改善临床症状的目的。目前，越来越多的临床和基础研究表明，针对多种靶点的 DBS 可用于治疗认知障碍性疾病，尤其是 AD。

①穹隆

在基础研究中，先前对雄性成年大鼠的研究表明，频率为 130 Hz、脉宽为 60 μs、电压为 2.5 V、持续时间为 1 小时的穹隆 DBS 可促进海马突触活动和电活动，使 *cFos* 基因（一种在海马学习和记忆中被快速和选择性控制的即时早期基因）水平显著升高。穹隆 DBS 还可升高脑源性神经营养因子和血管内皮生长因子水平，海马中生长相关蛋白 43、突触素和 α-突触核蛋白等突触可塑性标志物水平也有升高，这些标志物在轴突发育、突触可塑性和记忆加工等方面发挥着重要作用。

在临床研究中，先前有研究对轻度 AD 患者的穹隆进行频率为 130 Hz、脉宽为 90 μs、电压为 3～3.5 V 的 DBS，结果显示，DBS 刺激了患者记忆回路中的神经元活动，包括内嗅皮质和海马，同时也激活了大脑的默认模式网络；PET 扫描显示患者颞叶和顶叶葡萄糖的利用受损显著逆转。进一步研究表明，AD 患者在进行穹隆 DBS 后，海马萎缩速度明显减慢，双侧海马体积保持甚至增加，一些患者的认知衰退可能减缓和（或）有所改善。

②梅纳特基底核

在基础研究中，先前的一项研究在 TgF344-AD 大鼠的梅纳特基底核进行间歇性和连续性 DBS，结果表明，与频率为 20 Hz 的连续性 DBS 相比，频率为 100 Hz、脉宽为 100 μs、电流为 200 μA 的单侧和双侧间歇性 DBS 显著提高了大鼠空间记忆，提示间歇性刺激可能是治疗 AD 更有效的 DBS 方法。

在临床研究中，对 6 例轻中度 AD 患者进行频率为 20 Hz、电压为 2.5 V 和脉宽为 90 μs 的单极 DBS，结果显示，3 例患者在 DBS 后杏仁核 - 海马和颞叶的糖代谢增加，认知功能改善。对另外 2 例更年轻且认知受损更轻的患者进一步研究表明，MMSE 和 ADAS-cog 量表评分保持稳定，这表明 DBS 可延缓 AD 的进展并改善患者的认知功能。综上所述，针对梅纳特基底核进行 DBS 可以增加 AD 患者的皮质糖代谢，稳定或轻微改善临床症状，且刺激不会引起明显的不良反应。

③海马和内嗅皮质

在基础研究中，研究人员对 8 周龄野生型小鼠的内嗅皮质进行频率为 130 Hz、脉宽为 90 μs 和电流为 0～500 μA 的 DBS，持续时间 30～120 分钟，结果显示，DBS 可促进齿状回细胞增殖，并分化为神经元，这些刺激诱导的神经元一旦达到足够成熟的程度，就会被整合到记忆相关 Papez 环路（海马→穹隆→乳头体→乳头丘脑束→丘脑前核→扣带回→海马）中。6 周后，小鼠的记忆功能得到了改善。对内嗅皮质进行频率为 130 Hz、脉宽为 90 μs 和持续 1 小时的 DBS 可显著降低 6 周龄 AD 小鼠海马和皮层 Aβ 斑块负荷，恢复空间记忆，缓解早期情境恐惧（即在特定的情境或环境中产生的恐惧感），还可显著改善 6 月龄 AD 小鼠的记忆障碍。

在临床研究中，对癫痫患者的内嗅皮层进行频率为 50 Hz、脉宽为 300 μs 和电流为 0.5～1.5 mA 的 DBS 后，其空间记忆能力增强，在其海马脑电图中可观察到 θ 节律重置，这表明内嗅皮层或许能作为改善认知功能的靶点。

④腹侧内囊和腹侧纹状体

在一项非随机对照试验中，对 AD 患者的腹侧内囊或腹侧纹状体连续进行 DBS 至少 18 个月，结果显示，与对照组相比，DBS 组 CDR-SB 评分的恶化程度降低。本研究首次证实了 DBS 作用于 AD 患者腹侧内囊和腹侧纹状体的有效性和安全性。

⑤丘脑板内核

先前有研究报道，注射了 Aβ 大鼠的丘脑板内核进行频率为 100 Hz 脉宽为 60 μs 和电流为 500 μA 的 DBS 可使大鼠在 Morris 水迷宫测试中的表现明显改善，且增加了其内侧前额叶皮层和海马的突触后密度蛋白 95 的表达，维持了内侧前额叶皮层树突棘和海马锥体神经元的密度。上述结果表明，丘脑板内核会对多个脑区产生广泛影响，在保持神经元可塑性和改善空间记忆功能方面发挥了至关重要的作用。

（2）DBS 的新靶点

来自美国布莱根和妇女医院的研究人员通过回顾性研究比较了每个受试者电极安放的确切位置。研究纳入 46 例接受穹隆 DBS 的轻度 AD 痴呆患者，采用长期专注于分析大脑高分辨率 MRI 图像的 Andreas Horn 教授研发的 Lead-DBS 多模态影像融合技术对大脑高分辨 MRI 图像进行处理，以精确定位 DBS 的最佳刺激位点，精确地将每个受试者的穹隆 DBS 刺激位点登记到一个标准化的脑网络图上，在此基础上计算出与最佳临床预后相关的靶点，并确定可获得最佳疗效的局部神经束和全脑网络，最终发现 DBS 能理想改善受试者的认知功能，且与刺激穹隆、终纹床核交汇处相关，Papez 环路也发挥了作用。DBS 可能会通过多种机制对 AD 产生治疗作用，包括减少 Aβ 沉积、激活胆碱能系统、增加神经营养因子、提高突触活性和可塑性、促进神经发生和增强葡萄糖代谢等。在未来，研究人员需要开展多中心、大样本、早期治疗窗口期的 DBS 临床试验，以探索出对早期 AD 患者更有效、更安全的 DBS 疗法。

参考文献

1. GONDARD E, CHAU H N, MANN A, et al. Rapid modulation of protein expression in the rat hippocampus following deep brain stimulation of the fornix. Brain Stimul, 2015, 8 (6): 1058-1064.

2. RAHMI U, GOENAWAN H, SYLVIANA N, et al. Exercise induction at expression immediate early gene (c-Fos, ARC, EGR-1) in the hippocampus: a systematic review. Dement Neuropsychol, 2024, 18: e20230015.

3. SANKAR T, CHAKRAVARTY M M, BESCOS A, et al. Deep brain stimulation influences brain structure in Alzheimer's disease. Brain Stimul, 2015, 8 (3): 645-654.

4. KOULOUSAKIS P, DEN HOVE D V, VISSER-VANDEWALLE V, et al. Cognitive improvements after intermittent deep brain stimulation of the nucleus basalis of meynert in a transgenic rat model for Alzheimer's disease: a preliminary approach. J Alzheimers Dis, 2020, 73 (2): 461-466.

5. KUHN J, HARDENACKE K, SHUBINA E, et al. Deep brain stimulation of the nucleus basalis of meynert in early stage of Alzheimer's dementia. Brain Stimul, 2015, 8 (4): 838-839.

6. KUHN J, HARDENACKE K, LENARTZ D, et al. Deep brain stimulation of the nucleus basalis of meynert in Alzheimer's dementia. Mol Psychiatry, 2015, 20 (3): 353-360.

7. STONE S S, TEIXEIRA C M, DEVITO L M, et al. Stimulation of entorhinal cortex promotes adult neurogenesis and facilitates spatial memory. J Neurosci, 2011, 31 (38): 13469-13484.

8. XIA F, YIU A, STONE S S D, et al. Entorhinal cortical deep brain stimulation rescues memory deficits in both young and old mice genetically engineered to model Alzheimer's disease. Neuropsychopharmacology, 2017, 42(13): 2493-2503.

9. DLOUHY B J, RAO R C. Memory enhancement and deep-brain stimulation of the entorhinal area. N Engl J Med, 2012, 366(20): 1945-1946.

10. SCHARRE D W, WEICHART E, NIELSON D, et al. Deep brain stimulation of frontal lobe networks to treat Alzheimer's disease. J Alzheimers Dis, 2018, 62(2): 621-633.

11. TSAI S T, CHEN S Y, LIN S Z, et al. Rostral intralaminar thalamic deep brain stimulation ameliorates memory deficits and dendritic regression in beta-amyloid-infused rats. Brain Struct Funct, 2020, 225(2): 751-761.

12. RÍOS A S, OXENFORD S, NEUDORFER C, et al. Optimal deep brain stimulation sites and networks for stimulation of the fornix in Alzheimer's disease. Nat Commun, 2022, 13(1): 7707.

（张帆　郭鹏　整理）

(3) VNS具有治疗AD的潜能

迷走神经刺激（vagus nerve stimulation，VNS）包括侵入性VNS（invasive vagus nerve stimulation，iVNS）和经皮VNS（transcutaneous vagal nerve stimulation，tVNS）。iVNS系统包括脉冲发生器和电极，神经外科医生将电极连接到患者左侧颈部迷走神经干，并将电极连接到植入胸部的脉冲发生器，脉冲发生器向迷走神经提供电刺激，经电极释放可调节的持续电刺激，经迷走神经上行传导，从而调控相关脑区的功能，最终改善患者的临床症状。常见的 tVNS 是经皮耳郭迷走神经刺激，通过在耳郭上施加电刺激来间接刺激迷走神经。

① VNS 改善 AD 的临床研究

VNS 主要用于治疗药物耐药性癫痫及抑郁。在癫痫患者中，iVNS 可短期内改善记忆力，视觉注意力也得到增强。在另一项癫痫患者的研究中，iVNS 对 10 例患者的总体学习能力没有显著影响，但增强了巩固记忆的能力，从而延长了记忆保持的时间。耐药性抑郁症患者在接受 iVNS 治疗一个月内学习和记忆得到了快速改善，并在 2 年内得以维持，这提示 VNS 具有有效改善人类记忆的潜力。

在一项研究中，10 例 AD 患者接受了 3 个月的 iVNS 后，ADAS-Cog 量表的改善率达到 70%，MMSE 量表的改善率高达 90%。同一研究团队招募了另外 7 例 AD 患者，对以上 17 例患者进行了至少 1 年的随访，结果显示，7 例患者的 ADAS-Cog 量表评分较基线改善，12 例患者的 MMSE 量表评分改善。这两项试验结果显示，iVNS 耐受性良好，治疗 3 个月和 1 年后改善了 AD 患者的认知功能。目前的研究样本量尚小，且缺乏双盲、安慰剂对照研究，iVNS 治疗 AD 的效果仍需多中心、大样本的临床研究证明。

②VNS 改善 AD 的可能机制

a. VNS 通过蓝斑调节神经元和胶质细胞

iVNS 改善认知的可能机制是基于神经解剖学。迷走神经的传出纤维靶向多个部位，包括心脏、胃、肠道、多种腺体和平滑肌。传入感觉纤维多汇聚于延髓的三叉神经脊束核和孤束核，之后投射到蓝斑，蓝斑是去甲肾上腺素的唯一来源。

研究显示，AD 患者的蓝斑会发生萎缩，颞叶皮层去甲肾上腺素水平也会降低，而这些都与 AD 患者的认知障碍相关。iVNS 能抑制小胶质细胞激活介导的神经免疫炎症，通过下调基因转录而抑制促炎细胞因子信号传导；iVNS 还能上调星形胶质细胞和小胶质细胞产生的抗炎因子。因此，iVNS 可以增加去甲肾上腺素水平、减轻神经免疫炎症，这与改善 AD 患者的认知功能有关。

b. VNS 改善神经突触可塑性

小胶质细胞具有高表达的 α2 和 β1 肾上腺素受体，去甲肾上腺素通过激活这些受体来促进脑源性神经营养因子的产生，进而促进与学习过程密切相关的突触形成。iVNS 能改善腹内侧前额叶皮层与基底外侧杏仁核的可塑性。研究表明，选择性光遗传学技术能激活小鼠蓝斑的多巴胺释放神经元，增强海马的突触功能，使先前编码的"日常"类型记忆维持超过 24 小时，这说明刺激蓝斑可促进海马依赖性记忆的巩固。

c. VNS具有副交感神经的外周效应

在大鼠关节炎模型中进行iVNS，结果显示，iVNS激活蓝斑，并通过增加滑液中的NE水平调控周围神经，减轻关节炎症。iVNS能通过胆碱能抗炎途径提高脾脏清除Aβ的能力。iVNS可与胆碱能、γ氨基酸能和血清素能神经递质系统相互作用，并间接激活下丘脑，减轻炎症反应。

迷走神经是腹部脏器和大脑之间代谢信号传递的关键中介，近年的动物实验和人体研究揭示了肠道迷走神经信号可影响学习、记忆、动机和奖励等多认知域及焦虑、抑郁等情感障碍。

综上，VNS作为一种神经调控技术，通过iVNS或tVNS方法刺激迷走神经，调节脑网络活动，并改善多种疾病症状。临床研究显示，VNS能改善AD患者的认知功能，这可能与VNS通过蓝斑调节神经元和胶质细胞而增加去甲肾上腺素水平和减轻神经免疫炎症、改善神经突触可塑性、调节副交感神经的外周效应、影响肠道与大脑之间的代谢信号传递等机制有关。VNS作为一种新兴的治疗策略，值得进一步通过大样本的临床研究验证其疗效和安全性，为AD患者提供更多的治疗选择。

参考文献

1. CIMPIANU C L, STRUBE W, FALKAI P, et al. Vagus nerve stimulation in psychiatry: a systematic review of the available evidence. J Neural Transm, 2017, 124

（1）：145-158.

2. DÉCARIE-SPAIN L, HAYES A M R, LAUER L T, et al. The gut-brain axis and cognitive control: a role for the vagus nerve. Semin Cell Dev Biol, 2024, 156: 201-209.

3. JANITZKY K. Impaired phasic discharge of locus coeruleus neurons based on persistent high tonic discharge-a new hypothesis with potential implications for neurodegenerative diseases. Front Neurol, 2020, 11: 371.

4. MORI K, OZAKI E, ZHANG B, et al. Effects of norepinephrine on rat cultured microglial cells that express alpha1, alpha2, beta1 and beta2 adrenergic receptors. Neuropharmacology, 2002, 43 (6): 1026-1034.

（连腾宏　整理）

23. 白内障摘除可降低痴呆风险

白内障会增加大多数老年人患痴呆的风险，然而，白内障摘除与认知障碍、痴呆之间关系的研究结果仍存在矛盾。2022年，华盛顿大学的研究人员为白内障摘除可降低痴呆风险再添新证。

（1）研究方法

①研究设计：前瞻性、纵向和队列研究。

②入组标准：65岁或以上，登记时无痴呆，每2年随访一次，直到发生全因痴呆或AD痴呆的患者。只有在随访前或期间诊断为白内障或青光眼的患者会被纳入研究。

③主要终点：发生符合《精神障碍诊断与统计手册（第四版）》（DSM-Ⅳ）诊断标准的全因痴呆。

④次要终点：根据美国国立神经病、语言障碍和卒中研究所-阿尔茨海默病及相关协会的标准诊断为很可能或可能的AD痴呆。

（2）研究结果

该研究共纳入3038例受试者，首次诊断为白内障的平均年龄为74.4岁，其中1800例（59%）为女性。受试者未患痴呆时的随访时间总和是23 554人年。在校正了自我报告的种族、教育程度和吸烟史，并根据 $APOE\varepsilon4$、性别和白内障诊断时的年龄分层后发现，与未手术者相比，白内障摘除与显著降低的痴呆风险相关（HR=0.71；95%CI 0.62～0.83；P＜0.001）。在校正了混杂因素（吸烟、高血压、充血性心力衰竭、糖尿病、心血管疾病史和脑血管疾病）后，得到了类似的结果。当考虑白内障手术、额外教育、白人种族、吸烟史、性别和 $APOE$ 基因型与痴呆风险的相对关联时，比白内障手术更具有保护作用的协变量是未携带 $APOE\varepsilon4$ 等位基因（图5）。该研究未发现青光眼手术与痴呆风险间的相关性。

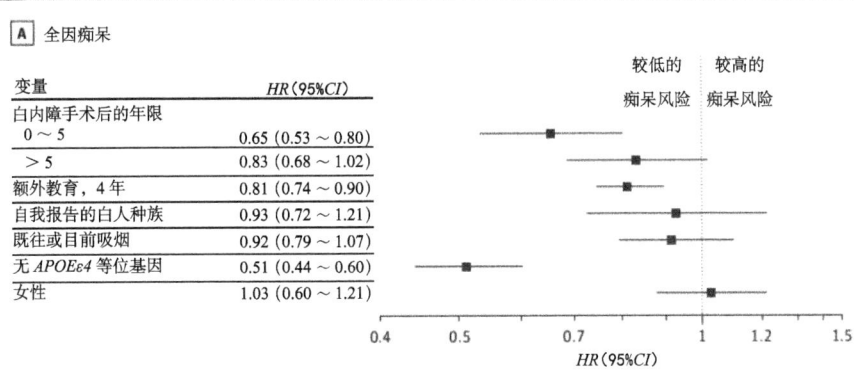

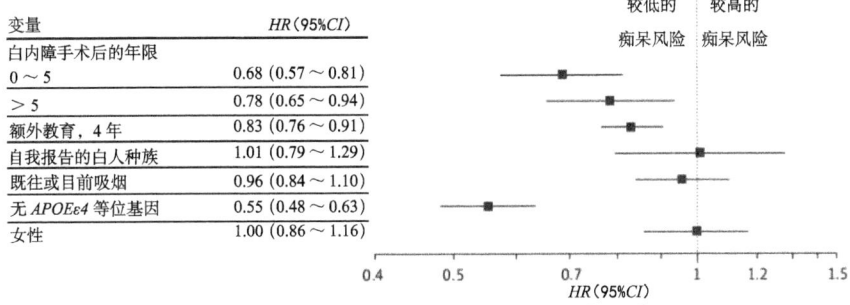

图5 白内障患者全因痴呆和AD痴呆的发生风险

（3）研究结论

白内障摘除后可以降低罹患痴呆的风险，且有效时间超过10年，这提示通过手术可明显改善白内障患者及其家庭的生活质量。

综上所述，老年白内障患者罹患痴呆的风险明显升高。因此，老年白内障患者应及时就医，必要时进行手术治疗，以降低痴呆的发生风险。

参考文献

1. LEE C S, GIBBONS L E, LEE A Y, et al. Association between cataract extraction and development of dementia. JAMA Intern Med, 2022, 182（2）：134-141.

（齐婧 整理）

24. 听力干预能改善认知功能

近年研究表明，听力损失在60岁以上人群中的患病率为65%，是痴呆的关键危险因素之一。听力损失会影响认知负荷和大脑结构，降低社交和认知活动参与度，从而造成认知功能下降和痴呆。既往研究表明，听力损失者较正常者的痴呆发生风险会增加42%，佩戴助听器后则与听力正常者的痴呆发生风险相似。新近的荟萃分析显示，佩戴助听器和植入人工耳蜗可使认知功能下降的风险降低19%。

（1）研究方法

①研究设计：多中心、平行组、非盲、对照的随机临床研究。受试者为参与心血管健康长期观察研究[社区动脉粥样硬化风险（atherosclerosis risk in communities，ARIC）研究]的老年人和美国4个社区的健康志愿者（de novo），他们被1∶1随机分配接受听力干预（听力咨询和佩戴助听器）或健康教育（由健康教育者讲授预防慢性疾病与残疾的相关讲座），2组受试者均每

6个月进行一次随访。

②入组标准：年龄70～84岁；成年发生双侧听力减退，听力较好耳30 dB≤纯音测听（pure tone average，PTA）< 70 dB；无明显认知障碍（高中及以下学历且MMSE量表评分≥23分，大学及以上学历且MMSE量表评分≥25分）；听力较好耳在安静状态下的单词识别正确率超过60%；居住在社区；英语流利。

③排除标准：自述有2种或以上日常生活活动能力障碍；MNREAD视力表< 20/63分；自述在过去一年内佩戴助听器，或存在永久性传导性听力损失；有佩戴助听器的禁忌证，或不愿定期佩戴助听器。

④主要终点：整体认知标准化因子评分（采用潜变量建模方法对整体认知功能进行评分，认知测验包括延迟词语回忆、数字符号转换、偶然学习、连线测验A和B、逻辑记忆、数字倒背广度、波士顿命名、词语流畅性和动物命名测验）3年的变化。

⑤次要终点：各认知域（包括记忆、语言和执行功能）评分3年的变化和诊断为认知障碍的时间（认知障碍包括MCI、痴呆、MMSE量表评分降低3分及以上）。

（2）研究结果

本研究共纳入977例受试者，其中238例（24%）来自ARIC队列，739例（76%）来自de novo队列。将490例（50.2%）随机分配到听力干预组，487例（49.8%）随机分配到健康教育组（图6）。总受试者的平均年龄为（76.8±4.0）岁，女性523例

（54%），男性454例（46%），白种人858例（88%），PTA平均为39.4 dB，MMSE量表平均分为28.2分，听力障碍量表（hearing handicap inventory，HHI）平均分为15.3分，提示有轻、中度沟通障碍。在ARIC和de novo队列中，2组队列的听力水平无差异，ARIC队列认知障碍的危险因素更多（女性更多、黑色种人更多、年龄更大、受教育程度更低、收入更低、糖尿病和高血压的发病率更高），认知功能评分（MMSE和各认知域量表评分）更低，HHI评分更高。

①主要终点

a. 初步分析：在总体人群中，听力干预组和健康教育组之间的3年总体认知变化无显著差异（P=0.96）（图7）。在健康教育组中，ARIC队列总体认知评分的下降率约为de novo队列的2.7倍。

b. 根据招募来源分层的敏感性分析结果：听力干预对3年总体认知变化的影响在ARIC和de novo队列之间存在显著差异（ARIC：P=0.027；de novo：P=0.18；$P_{interaction}$=0.010）。在ARIC队列中，听力干预与3年认知功能评分下降幅度减少相关（P=0.027），听力干预组总体认知评分下降幅度较健康教育组降低48%；与意向性分析相比，在符合方案分析和依从者平均因果效应分析中，听力干预的保护作用更显著。在de novo组中，听力干预组与健康教育组的3年总体认知功能变化无显著差异（P=0.18）。

阿尔茨海默病的治疗

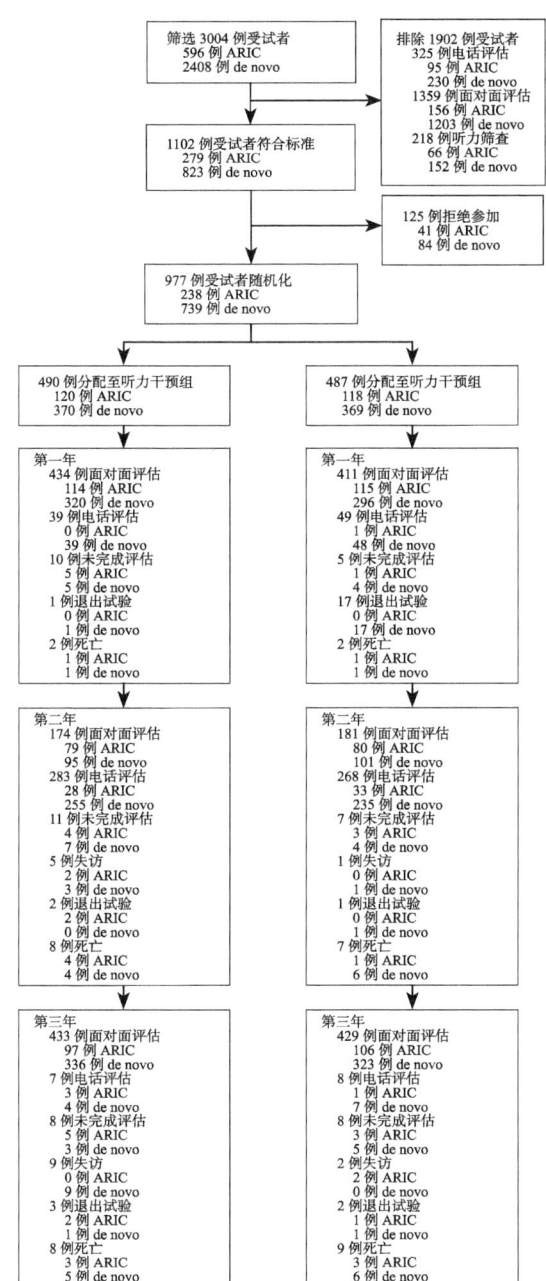

图6 研究流程

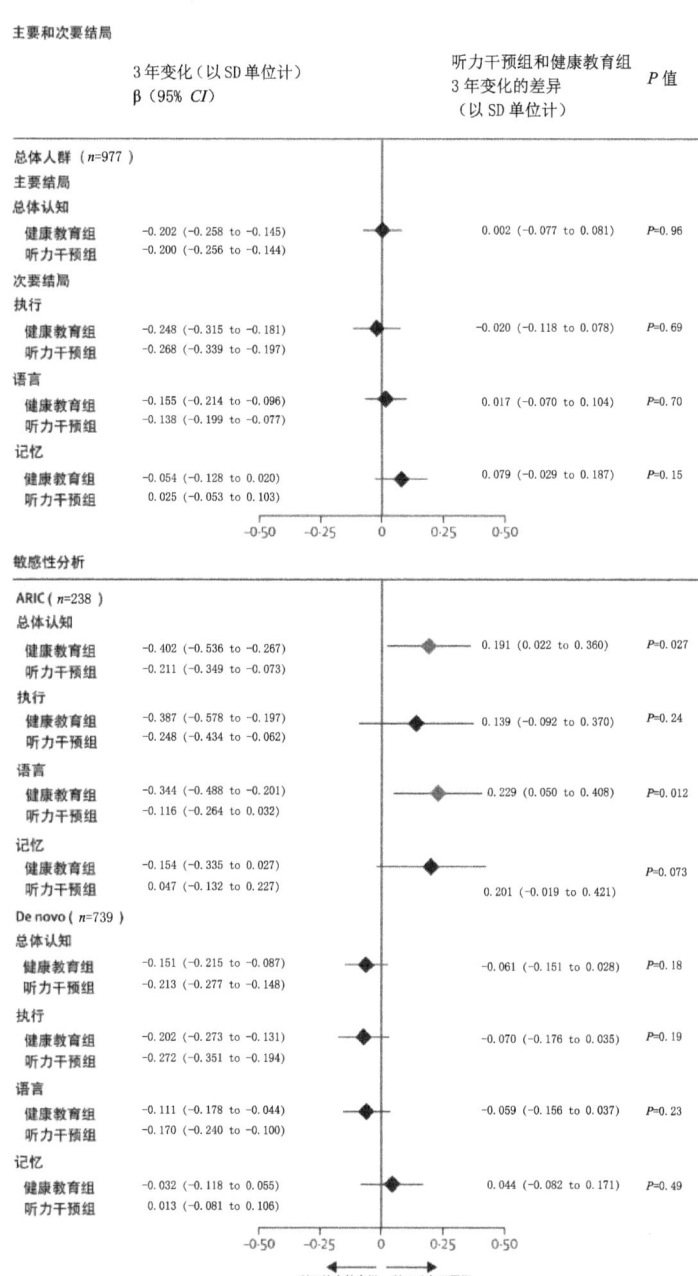

图7 主要和次要终点指标及根据招募来源分层的敏感性分析

② 次要终点

a. 各认知域评分的变化：在总体人群中，听力干预组和健康教育组各认知域功能变化无显著差异。在 ARIC 队列中，听力干预与语言评分下降幅度减小显著相关（$P=0.012$）。在 de novo 队列中，听力干预与各认知域功能变化无显著相关性（图8）。

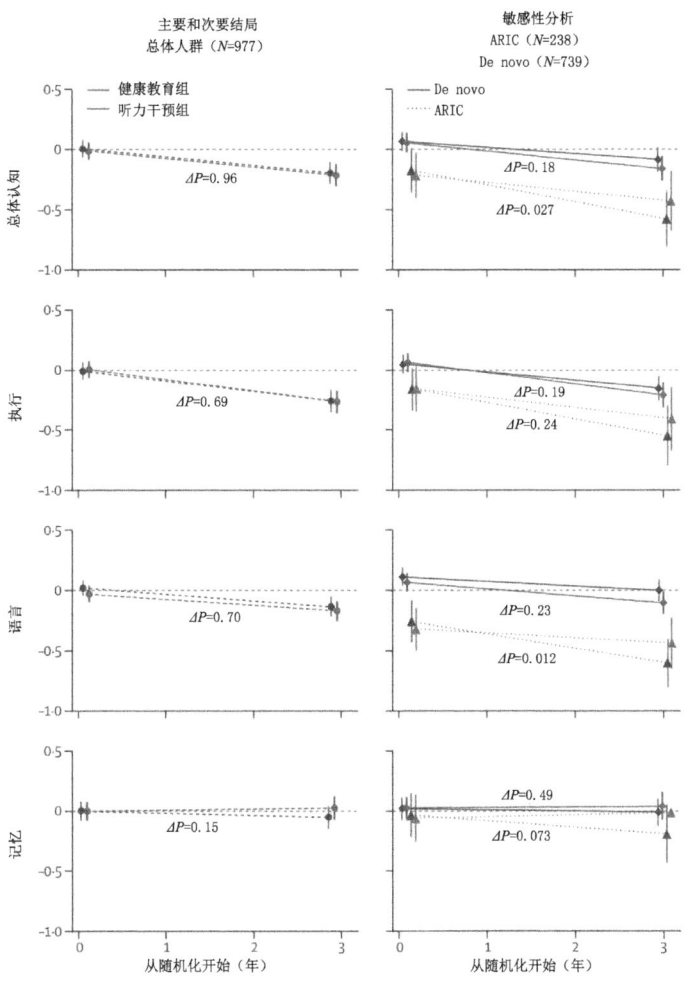

图8　各认知域的变化轨迹（彩图见彩插3）

b. 新发认知障碍：在总体人群中，听力干预与认知障碍发生率降低无显著相关性。ARIC 队列的认知障碍发生率高于 de novo 队列。

综上所述，听力干预对不同人群的认知功能具有不同的影响，对于认知功能下降风险较高的 70 岁及以上人群，听力干预能显著降低认知功能下降的风险；而对于认知功能下降风险较低的人群，则无明显效果。治疗听力损失在一定程度上可降低痴呆的发生风险、延缓认知功能下降的速度。听力损失作为一种认知功能下降的可改变危险因素，对其进行干预可以有效提高老年人群的生活质量。

参考文献

1. GBD 2019 Hearing Loss Collaborators. Hearing loss prevalence and years lived with disability, 1990-2019: findings from the global burden of disease study 2019. Lancet, 2021, 397 (10278): 996-1009.

2. YEO B S Y, SONG H, TOH E M S, et al. Association of hearing aids and cochlear implants with cognitive decline and dementia: a systematic review and meta-analysis. JAMA Neurol, 2023, 80 (2): 134-141.

3. JIANG F, MISHRA S R, SHRESTHA N, et al. Association between hearing aid use and all-cause and cause-specific dementia: an analysis of the uk biobank cohort. Lancet Public Health, 2023, 8 (5): e329-e338.

4. LIN F R, PIKE J R, ALBERT M S, et al. Hearing intervention versus health

education control to reduce cognitive decline in older adults with hearing loss in the USA（achieve）：a multicentre，randomised controlled trial. Lancet，2023，402（10404）：786-797.

（孟瑶　整理）

25. 光照疗法能改善阿尔茨海默病的临床症状及其潜在机制

光照疗法（光疗）通过采用一定波长、强度及频率等参数的光线对患者的特定部位进行一段时间的照射而发挥治疗目的，具有非侵入性和无药物副作用等优点，并可能通过多种潜在机制改善 AD 患者的临床症状。

（1）光疗在 AD 中的应用现状

①认知功能

在对 AD 痴呆（dementia due to AD，AD-D）患者的光疗研究中，采用的光源包括自然光和人工光，光源的颜色包括红光、近红外光、白光及蓝光，光照部位包括颅脑、鼻、眼、腕或全身，结果显示，光疗可以改善患者的总体认知功能。研究人员进一步研究了光疗对 AD-D 患者认知域的影响，发现近红外光照射可明显改善患者的执行功能；采用红光和近红外光混合照射可明显改善患者的工作记忆。目前针对 MCI 和主观认知下降（subjective cognitive decline，SCD）阶段的 AD 患者仅有 2 项光疗研究，结果表明，对 SCD 患者采用 1064 nm 的光源经颅照射 5 周后，患者的持续注意力和视觉工作记忆能力得到了改善；采用智能平板电脑向 SCD 和 MCI 患者进行 40 Hz 的光照，治疗 6 个月后，患者的总体认知功能和语言功能得到了改善。

②精神行为症状

在对 AD-D 患者精神行为症状的多项光疗研究中，采用的光源包括自然光和人工光，光照部位包括颅脑、鼻、眼或全身，结果显示，光疗明显改善了患者的总体精神行为症状和抑郁、焦虑及激越症状。目前尚无在 SCD 和 MCI 阶段的 AD 患者中进行光疗对精神行为症状影响的研究，这可能是由于此期 AD 患者的精神行为症状不明显而未被关注。然而，早期出现精神行为症状会增加 AD 患者向痴呆转化的风险，且常与预后不良相关，未来需进一步开展光疗对 SCD 和 MCI 阶段 AD 患者精神行为症状影响的研究，以实现治疗关口的前移。

（2）光疗改善 AD 的机制

①减少 AD 神经病理蛋白沉积

体内外研究表明，光疗可以通过减轻神经炎症和增强泛素-蛋白酶体功能等减少脑内 Aβ 沉积并促进其降解，减轻海马和皮层的 Aβ 斑块负荷，进而抑制神经元变性和死亡。

②减轻氧化应激

介导光疗效应的部位主要是在线粒体内膜上的细胞色素 C 氧化酶，其接收光照后活性增强，促进三磷酸腺苷生成和电位增加，线粒体膜电位增加和线粒体功能增强相对应，上调了活性氧作为二级信使的功能，激活核因子κB，促进下游超氧化物歧化酶等抗氧化物质生成，继而减轻氧化应激，发挥对细胞的保护作用。

③抑制神经免疫炎症

光疗能抑制小胶质细胞分泌促炎因子，并激活其吞噬功能，促进小胶质细胞向 M2 型转变，降低 Aβ 诱导的葡萄糖 -6- 磷酸脱氢酶的活性，抑制活性氧的产生。光疗还可以减少 Aβ 诱导的星形胶质细胞产生的神经免疫炎症因子。

④激活脑内类淋巴系统

在睡眠中进行光疗可有效刺激类淋巴系统清除脑内代谢废物和毒物，其可能的机制包括：通过增加淋巴管的收缩来刺激类淋巴的清洁功能；通过激活细胞内一氧化氮生成而促进淋巴管的舒张期充盈，为后续淋巴管收缩做储备，从而促进大脑淋巴的引流和清除功能。

⑤增加脑血流灌注

AD 患者的脑血流灌注少于健康人群，脑血流灌注的减少与 AD 患者认知障碍进展有关。目前认为光疗增加脑血流灌注的机制包括：光疗促进蛋白激酶 B 磷酸化，并能使内皮一氧化氮合酶增多以产生更多的一氧化氮，从而扩张脑血管、增加脑血流灌注。

⑥上调神经营养因子水平

神经营养因子水平降低与 AD 的发生发展及神经元损伤具有潜在关联。光疗通过激活细胞内钙释放、介导肾素-血管紧张素系统或细胞外调节蛋白激酶信号通路而上调环磷酸腺苷反应元件结合蛋白水平，介导其丝氨酸 133 位点磷酸化，进而升高脑源性神经营养因子的水平。

⑦增强自噬功能

光疗通过促进自噬相关蛋白表达增加和自噬小体形成而增强自噬功能，从而减轻 AD 神经病理蛋白沉积、神经免疫炎症、氧化应激和神经元凋亡，最终改善认知功能。

⑧纠正肠道菌群紊乱

肠道菌群及其代谢产物紊乱会恶化 AD 患者及小鼠的认知和情绪障碍。研究发现，光疗能显著改善 AD 小鼠肠道菌群的丰度，纠正肠道菌群失衡，抑制 Aβ 斑块引起的神经免疫炎症和 tau 磷酸化，进而改善认知功能。

综上所述，光疗对 AD 患者的认知功能及精神行为症状有一定的改善作用，并通过多种可能的潜在机制影响 AD 的发生发展，未来仍需更多更大规模的研究来探索效果最佳的光疗参数，以帮助 AD 患者进行早期干预，延缓疾病进展。

参考文献

1. CHAO L L. Effects of home photobiomodulation treatments on cognitive and behavioral function, cerebral perfusion, and resting-state functional connectivity in patients with dementia: a pilot trial. Photobiomodul Photomed Laser Surg, 2019,(3): 133-141.

2. CREMASCOLI R, SPARASCI D, GIUSTI G, et al. Effects of circadian phase tailored light therapy on sleep, mood, and cognition in Alzheimer's disease: preliminary findings in a pivotal study. Front Physiol, 2021, 12: 755322.

3. NAGY E N, ALI A Y, BEHIRY M E, et al. Impact of combined photo-biomodulation and aerobic exercise on cognitive function and quality-of-life in elderly Alzheimer patients with anemia: a randomized clinical trial. Int J Gen Med, 2021, 14: 141-152.

4. KIM S J, LEE S H, SUH I B, et al. Positive effect of timed blue-enriched white light on sleep and cognition in patients with mild and moderate Alzheimer's disease. Sci Rep, 2021, 11(1): 10174.

5. CHEN L, XUE J, ZHAO Q, et al. A pilot study of near-infrared light treatment for Alzheimer's disease. J Alzheimers Dis JAD, 2023, 91(1): 191-201.

6. SALEHPOUR F, HAMBLIN M R, DIDURO J O. Rapid reversal of cognitive decline, olfactory dysfunction, and quality of life using multi-modality photobiomodulation therapy: case report. Photobiomodul Photomed Laser Surg, 2019, 37(3): 159-167.

7. MCNETT S D, VYSHEDSKIY A, SAVCHENKO A, et al. A feasibility study of alzlife 40 Hz sensory therapy in patients with MCI and early AD. Healthc Basel Switz, 2023, 11(14): 2040.

8. KONIS K，MACK W J，SCHNEIDER E L. Pilot study to examine the effects of indoor daylight exposure on depression and other neuropsychiatric symptoms in people living with dementia in long-term care communities. Clin Interv Aging，2018，13：1071-1077.

9. ZANG L，LIU X，LI Y，et al. The effect of light therapy on sleep disorders and psychobehavioral symptoms in patients with Alzheimer's disease：a meta-analysis. PloS One，2023，18（12）：e0293977.

10. BLIVET G，RELANO-GINES A，WACHTEL M，et al. A randomized，double-blind，and sham-controlled trial of an innovative brain-gut photobiomodulation therapy：safety and patient compliance. J Alzheimers Dis JAD，2022，90（2）：811-822.

11. STEPANOV Y V，GOLOVYNSKA I，ZHANG R，et al. Near-infrared light reduces β-amyloid-stimulated microglial toxicity and enhances survival of neurons：mechanisms of light therapy for Alzheimer's disease. Alzheimers Res Ther，2022，14（1）：84.

12. SHEN Q，LIU L，GU X，et al. Photobiomodulation suppresses JNK3 by activation of ERK/MKP7 to attenuate AMPA receptor endocytosis in Alzheimer's disease. Aging Cell，2021，20（1）：e13289.

（罗冬梅　整理）

26. 血浆置换疗法治疗阿尔茨海默病

血浆置换是一种将患者的血液在体外经机器处理、将全血分离成不同部分并选择性地用血浆或胶体（如白蛋白）替代血浆的治疗方式,血浆置换能通过降低血浆中病理内容物(如细胞表面抗原、异常蛋白、免疫复合物或自身抗体)的浓度来改善临床症状或延缓疾病进展。血液清除 Aβ 的能力会随着年龄和 AD 的进展而下降。因此,血浆置换可以增加 Aβ 的分解代谢,减轻脑内 Aβ 负荷。除 Aβ 外,脑源性 P-tau 也可流入血液并在外周被清除,有助于大脑清除 tau,但血浆置换是否也能促进外周 tau 的分解代谢还有待进一步研究。此外,血细胞产生的 Aβ 可以进入大脑并沉积,外周 Aβ 水平下降可以减轻脑内 AD 病理的程度。

(1)血浆置换治疗 AD 的有效性

目前关于血浆置换治疗 AD 的效果的证据有限,但有 AD 小鼠模型和临床试验表明,血浆置换在 AD 的治疗中可能发挥积极作用。在动物研究中,与未治疗组小鼠相比,治疗组小鼠大脑皮层和海马 Aβ 负荷显著减少,短期和长期记忆均得到显著改善,这表明血浆置换可阻止脑内 Aβ 沉积并持续降低 Aβ 斑块的生成速度,对 AD 具有预防和治疗的潜力。

白蛋白替代治疗阿尔茨海默病(Alzheimer's Management by Albumin Replacement,AMBAR)项目已经完成了Ⅰ期、Ⅱ期和Ⅱb/Ⅲ期临床研究。虽然Ⅰ期临床试验结果显示治疗组的 MMSE 或 ADAS-cog 量表评分未发现显著变化,然而影像学显示治疗组海马萎缩减轻,额叶和颞叶皮层灌注增加。Ⅱ期临床试验结果表明,与对照组相比,治疗组 MMSE 和 ADAS-Cog 量表评分的改善趋势不显著。Ⅱb/Ⅲ期临床试验结果表明,使用血浆置换与白蛋白替代疗法有可能改善轻中度 AD 患者的记忆、语言能力和生活质量。

（2）血浆置换在 AD 治疗中的安全性

AMBAR 临床研究中的安全性分析显示，10.6% 接受血浆置换的病例会至少发生一次不良事件，其中，经中央静脉操作的不良事件发生率较高（20.1%）。在血浆置换组中，最常见的不良事件是局部导管反应，其次是低血压、头晕和感染。虽然这些不良事件大多数不是致命的，但也应该谨慎，因为 AD 患者的健康状态更差。

（3）影响血浆置换治疗 AD 疗效的因素

①AD 的严重程度

研究表明，血浆置换对于轻中度 AD 患者的治疗效果显著，但中度 AD 患者的改善小于轻度 AD 患者。尽管与轻度 AD 患者相比，中度 AD 患者的 ADAS-Cog 量表评分更好，但这可能是因为认知功能相对较好的患者对 ADAS-Cog 量表的敏感性较低。此外，研究还发现血浆置换对轻度 AD 患者的生活质量有改善，但对中度 AD 患者没有改善。由此可见，血浆置换治疗对于轻度 AD 患者的效果可能更好。

②血浆白蛋白含量

白蛋白是血浆中含量最丰富的蛋白质，与 Aβ 的亲和力高，可能会参与抑制 Aβ 的产生及促进聚集的 Aβ 纤维的分解。研究表明，血浆中大约 90% 的 Aβ 与白蛋白结合，还有一小部分与脂蛋白结合，极少数保持自由循环。与健康对照组相比，AD 组脑脊液白蛋白氧化水平升高，提示白蛋白的抗氧化能力下降可能在 AD 的进展中发挥促进作用。研究表明，血浆和脑脊液之间存在跨越血脑屏障的动态平衡，生理性的白蛋白减少可能会降低 Aβ 的结合能力，导致脑脊液与血清 Aβ 之间的平衡发生改变。血浆白蛋白结合 Aβ 会导致 Aβ 从脑脊液转移到血浆中，从而有效地改变 Aβ 的浓度梯度，使 Aβ 继续从脑内转移到血浆中，所以，理论上高含量的白蛋白可以更大程度结合血浆中的 Aβ，降低脑内 Aβ。然而，AMBAR 研究结果提示，低白蛋白组（20 g）和高白蛋白组（40 g）血浆置换的疗效无明显差异，因此，目前尚无法确定白蛋白含量的高低是否会影响血浆置换的疗效。

③联用免疫球蛋白（intravenous immunoglobulin，IVIG）的应用

目前已有研究证明 IVIG 可以清除脑 Aβ 的沉积。研究表明，MCI 患者接受 IVIG 干预后，1 年内脑萎缩和认知功能得到了明显改善，但在 IVIG 干预 2 年后，IVIG 组与安慰剂组的认知改善情况无显著差异，这说明 IVIG 对早期 AD 可能更有帮助。在安全性方面，IVIG 组和安慰剂组的不良事件发生率没有显著差异，因此，IVIG 是一种安全的治疗方法。

是否应当在血浆置换的同时联用 IVIG，这个问题在临床上仍存在争议。有研究表明，接受 IVIG 治疗的患者认知功能改善得更好，但这可能与接受 IVIG 治疗的患者更少出现感染有关，

因为感染可能与较差的认知表现有关。血浆置换联用IVIG现有证据等级不高，仍需要大样本随机对照试验进行验证。

④血浆置换量及疗程

目前关于血浆置换治疗AD的置换量及疗程均处于临床试验阶段，置换量为35~45 mg/kg；疗程最短3周，最长12个月，尚无对各疗程效应的评估，期望未来能进行更多研究，进一步评估置换量和疗程对血浆置换有效性的影响。

综上所述，血浆置换对AD具有治疗的潜力，但由于AD发病机制及患者血浆成分具有复杂性，有必要研究哪些血浆成分在AD的治疗中发挥作用。未来需要有更严格设计、更大样本量的随机对照试验来证实血浆置换治疗AD的作用，特别是验证其对MCI患者的临床潜力。

参考文献

1. BOBATI S S, NAIK K R. Therapeutic plasma exchange - an emerging treatment modality in patients with neurologic and non-neurologic diseases. J Clin Diagn Res, 2017, 11（8）：EC35-EC37.

2. PADMANABHAN A, CONNELLY-SMITH L, AQUI N, et al. Guidelines on the use of therapeutic apheresis in clinical practice - evidence-based approach from the writing committee of the American society for apheresis：the eighth special issue. J Clin Apheresis, 2019, 34（3）：171-354.

3. CHEN S H, TIAN D Y, SHEN Y Y, et al. Amyloid-beta uptake by blood monocytes

is reduced with ageing and Alzheimer's disease. Transl Psychiatry, 2020, 10 (1): 423.

4. WANG J, JIN W S, BU X L, et al. Physiological clearance of tau in the periphery and its therapeutic potential for tauopathies. Acta Neuropathol (Berl), 2018, 136 (4): 525-536.

5. SUN H L, CHEN S H, YU Z Y, et al. Blood cell-produced amyloid-β induces cerebral Alzheimer-type pathologies and behavioral deficits. Mol Psychiatry, 2021, 26 (10): 5568-5577.

6. URAYAMA A, MORENO-GONZALEZ I, MORALES-SCHEIHING D, et al. Preventive and therapeutic reduction of amyloid deposition and behavioral impairments in a model of Alzheimer's disease by whole blood exchange. Mol Psychiatry, 2022, 27 (10): 4285-4296.

7. BOADA M, ANAYA F, ORTIZ P, et al. Efficacy and safety of plasma exchange with 5% albumin to modify cerebrospinal fluid and plasma amyloid-β concentrations and cognition outcomes in Alzheimer's disease patients: a multicenter, randomized, controlled clinical trial. J Alzheimers Dis JAD, 2017, 56 (1): 129-143.

8. BOADA M, LÓPEZ O L, OLAZARÁN J, et al. Neuropsychological, neuropsychiatric, and quality-of-life assessments in Alzheimer's disease patients treated with plasma exchange with albumin replacement from the randomized AMBAR study. Alzheimers Dement, 2022, 18 (7): 1314-1324.

9. PODHORNA J, KRAHNKE T, SHEAR M, et al. Alzheimer's disease neuroimaging initiative. Alzheimer's disease assessment scale-cognitive subscale variants in mild cognitive impairment and mild Alzheimer's disease: change over time and the effect of enrichment strategies. Alzheimers Res Ther, 2016, 8: 8.

10. KILE S, AU W, PARISE C, et al. IVIG treatment of mild cognitive impairment due to Alzheimer's disease: a randomised double-blinded exploratory study of the effect on brain atrophy, cognition and conversion to dementia. J Neurol Neurosurg Psychiatry, 2017, 88(2): 106-112.

11. MONFORT J C, LEZY A M, PAPIN A, et al. Psychogeriatric inventory of disconcerting symptoms and syndromes (pgi-dss): validity and reliability of a new brief scale compared to the neuropsychiatric inventory for nursing homes (NPI-NH). Int Psychogeriatr, 2020, 32(9): 1085-1095.

12. RELKIN N R, THOMAS R G, RISSMAN R A, et al. A phase 3 trial of IV immunoglobulin for Alzheimer disease. Neurology, 2017, 88(18): 1768-1775.

13. PANZA F, LOZUPONE M, BELLOMO A, et al. Do anti-amyloid-β drugs affect neuropsychiatric status in Alzheimer's disease patients? Ageing Res Rev, 2019, 55: 100948.

14. ALSINA L, MOHR A, MONTAÑÉS M, et al. Surveillance study on the tolerability and safety of Flebogamma® DIF (10% and 5% intravenous immunoglobulin) in adult and pediatric patients. Pharmacol Res Perspect, 2017, 5(5): e00345.

15. SHAH F A, PIKE F, ALVAREZ K, et al. Bidirectional relationship between cognitive function and pneumonia. Am J Respir Crit Care Med, 2013, 188(5): 586-592.

16. BOADA M, LÓPEZ O, NÚÑEZ L, et al. Plasma exchange for Alzheimer's disease management by albumin replacement (AMBAR) trial: study design and progress. Alzheimers Dement (N Y), 2019, 5: 61-69.

（李晶卉 整理）

27. 针灸改善阿尔茨海默病症状

我国传统医学博大精深,近年其在治疗各种慢性疾病及预防保健方面的作用越来越受到全球医学界的关注。中医认为痴呆是一种全身性疾病,基本病机为髓海不足,神机失用,该病主要发生在脑部,但与心、肝、脾及肾脏功能障碍密切相关,中医的辨证施治、追本溯源、扶正固本的基本观点为 AD 的早期预防及整体治疗提供了新思路。在多种中医治疗方法中,针灸具有十分积极的意义,其治疗 AD 的成果受到了医学界的关注,有望成为攻克 AD 的疗法之一。

(1) 改善 AD 认知功能的针灸穴位选择

目前,针灸治疗 AD 的动物研究和临床研究均收获颇丰。在针灸穴位的选择上,多以督脉上的腧穴为主,首选百会,常配伍四神聪、大椎、风池、内关及三阴交等腧穴,百会 – 四神聪 – 内关可作为优选处方供临床参考。采用文献计量学方法对国内针灸治疗 AD 的随机对照试验的腧穴谱进行分析得出,留针时间多为 30 分钟,腧穴选用频次排名前 3 的依次为百会(65.8%)、四神聪(42.1%)和足三里(34.2%),经脉选用频次前 3 的依次为督脉(31.7%)、足太阳膀胱经(12.2%)和足少阳胆经(12.2%),特定穴中选用频次最高的为交会穴(81.6%)。

(2) 针灸治疗 AD 的动物研究

针灸可以显著改善 AD 动物的行为学表现。针刺百会、大椎、肾俞、太溪、足三里10天为1个疗程，治疗3个疗程后，AD大鼠的跳台实验成绩明显改善。对AD小鼠的百会、涌泉穴进行电针刺激，15分钟/天，治疗3天后，电针组小鼠Morris水迷宫测试成绩明显优于对照组，表明电针治疗改善了AD小鼠的学习和记忆能力。

针灸可能对AD的行为学症状具有预防作用。一项研究观察针灸预处理对AD大鼠学习和记忆能力的影响，将AD大鼠随机分为正常组、假手术组、模型组、预艾灸组、预电针组和预电针加艾灸组，结果发现，预电针和预艾灸组较模型组大鼠的学习和记忆能力显著改善，其中以预电针加艾灸组的疗效最好，表明电针可能在AD预防中发挥作用。此外，刺激频率可能影响电针的治疗效果，研究显示，虽然不同频率的电针治疗均可显著改善AD大鼠的学习和记忆能力，对突触超微结构的损伤发挥保护作用，但高频（50 Hz）较低频（2 Hz及30 Hz）电针的治疗作用更强。

（3）针灸治疗AD的临床研究

随着中医，特别是针灸应用于AD治疗的基础理论逐渐完善，针灸应用于临床的案例也日趋增多，近年来针灸治疗AD的临床研究取得了一定进展。在一项随机对照研究中，给予对照组盐酸多奈哌齐口服，治疗组在对照组的基础上取百会、大椎、至阳、命门穴，给予温和灸，百会穴每次灸60分钟，其余穴位灸30分钟，每日1次，10次为1个疗程，以研究温和灸治疗AD

的临床疗效，结果显示，两组治疗后 MMSE 量表评分升高，且治疗组优于对照组。在另一项随机对照研究中，给予治疗组丁苯酞联合针灸治疗，给予对照组等剂量丁苯酞或吡拉西坦口服，结果提示丁苯酞联合针灸治疗对 AD 患者的认知能力具有显著的改善作用，对全面提高患者的生活质量具有一定的优势且无毒副作用。对一项纳入了 585 例受试者的多项随机对照试验进行荟萃分析发现，针灸可能比药物更有效，且可以增强药物治疗 AD 的效果，改善患者的日常生活能力。

（4）针灸治疗 AD 的可能机制

目前 AD 的发病机制尚不明确，多数研究支持淀粉样蛋白级联假说，其他假说包括神经免疫炎性、肠道菌群紊乱、氧化应激、突触可塑性受损及脑网络障碍等。针灸治疗 AD 的机制涉及以上一个或多个方面。针灸可能通过调节小胶质细胞表面的免疫受体以及促炎或抗炎细胞因子的释放而抑制小胶质细胞激活；针灸还可调节与小胶质细胞激活相关的信号通路的活性，调节其 M1 和 M2 表型的失衡，促进小胶质细胞向 M2 表型转化，减轻神经免疫炎症、修复神经元损伤，从而达到治疗的目的；针灸还可通过调控 Toll 样受体 4/ 核因子 κB（Toll-like receptor 4 /Nuclear factor kappa-B，TLR4/NF-κB）信号通路、调节肠道菌群紊乱等方式抑制 TLR4/NF-κB 炎症小体激活，从而抑制小胶质细胞激活及其产生的神经免疫炎症因子，发挥治疗 AD 的作用。

采用功能 MRI 观察针刺神门穴对轻中度 AD 患者脑功能区的激活作用，结果发现 AD 患者针刺对侧的大脑皮层感觉运动中枢及认知相关脑区的活动增加。针刺太溪穴后，MCI 患者较正常对照者的静息态功能 MRI 显示颞叶活动增强。与浅针刺相比，深针刺与颞叶活动增强的相关性更强。

（5）针灸治疗 AD 的不良反应

针灸治疗发生不良反应的报道较少，在临床研究中曾出现的主要不良反应包括局部皮肤出血、针刺后困倦及疲劳等，这些不良反应多可耐受，且不严重。严重不良事件的报道罕见。因此，针灸治疗 AD 患者具有较好的安全性。

综上所述，针灸疗法，特别是电针，对 AD 的治疗具有较高的临床和科研价值。应针对现有针灸治疗 AD 的不足设计更高质量的基础及临床研究，并发挥针灸防治 AD 的优势。应进一步阐明 AD 的发病机制，将中医"治未病"的思想贯穿始终，以预防为主，防治结合，更好地应用于临床。

参考文献

1. 王玉情，毛强健，罗郭峰，等. 针灸治疗阿尔茨海默病随机对照试验的腧穴谱研究. 中医药临床杂志，2023，35（3）：509-513.

2. 陈少宗. 整合医学视域下现代针灸学的作用. 医学与哲学，2018，39（19）：87-89.

3. CAO Y, ZHANG L W, WANG J, et al. Mechanisms of acupuncture effect on Alzheimer's disease in animal-based researches. Curr Top Med Chem, 2016, 16 (5): 574-578.

4. 郭睿婧, 付于, 董树旭, 等. 针刺对痴呆小鼠大脑神经元超微结构的影响. 天津中医药, 2015, 12: 735-738.

5. 张丽颖, 王洪峰. 基于数据挖掘技术针灸治疗阿尔茨海默病的选穴规律分析. 长春中医药大学学报, 2018, 34 (5): 911-914.

6. 赖凤娇, 李向宇, 徐乐, 等. 电针对异氟醚诱导的阿尔茨海默病小鼠行为学改变的作用及机制. 广州中医药大学学报, 2017, 34 (3): 376-380.

7. 周华, 孙国杰, 孔立红, 等. 针灸预处理对阿尔茨海默病大鼠学习记忆行为的影响. 湖北中医药大学学报, 2011, 13 (1): 3-5.

8. 苏全德, 何晓慧. 温和灸治疗阿尔茨海默病疗效观察. 上海针灸杂志, 2018, 37 (6): 623-625.

9. 卫青祥, 张向民, 闫晓英, 等. 丁苯酞联合针灸治疗阿尔茨海默病的临床观察. 现代中西医结合杂志, 2011, 20 (3): 291-292.

10. ZHOU J, PENG W, XU M, et al. The effectiveness and safety of acupuncture for patients with Alzheimer disease: a systematic review and meta-analysis of randomized controlled trials. Medicine, 2015, 94 (22): e933.

11. FENG Y, BAI L, REN Y, et al. FMRI connectivity analysis of acupuncture effects on the whole brain network in mild cognitive impairment patients. Magn Reson Imaging, 2012, 30 (5): 672-682.

12. JACK C R, Jr, BENNETT D A, BLENNOW K, et al. NIA-AA research framework: toward a biological definition of Alzheimer's disease. Alzheimers Dement,

2018, 14 (4): 535-562.

13. 魏玉婷, 苏明莉, 任德琳, 等. 针刺调节小胶质细胞活化治疗阿尔茨海默病: 神经炎症机制研究进展. 世界针灸杂志（英文版）, 2024, 34 (2): 89-94.

14. 瑞奇, 詹逸珺, 裴建. 基于NLRP3炎症小体探讨针刺治疗阿尔茨海默病. 中医学报, 2024, 39 (6): 1171-1176.

（连腾宏　整理）

出版者后记
Postscript

科学技术文献出版社自1973年成立即开始出版医学图书，50余年来，医学图书的内容和出版形式都发生了很大的变化，这些无一不与医学的发展和进步相关。"中国医学临床百家"从2016年策划至今，感谢700余位权威专家对每本书、每个细节的精雕细琢，现已出版作品近300种。2018年，丛书全面展开学科总主编制，由各个学科权威专家指导本学科相关出版工作，我们以饱满的热情迎来了"中国医学临床百家"丛书各个分卷的诞生，也期待着"中国医学临床百家"丛书的出版工作更加科学与规范。

近几年，中国的临床医学有了很大的发展，在国际医学领域也开始崭露头角。以首都医科大学附属北京天坛医院牵头的CHANCE研究成果改写美国脑血管病二级预防指南为标志，中国一批临床专家的科研成果正在走向世界。但是，这些权威临床专家的科研成果多数首先发表在国外期刊上，之后才在国内期刊、会议中展现。如果出版专著，又为多人合著，专家个人的观点和成果精华被稀释。为改变这种零落的展现方式，作为科技部主管、中国科学技术信息研究所主办的中央级综合性科技出版机构，我们有责任为中国的临床医师提供一个系统展示临床研究成果的舞台。为此，我们策划出版了这套高端医学专著——"中国医学临床百家"丛书。

"百家"既指临床各学科的权威专家,也取百家争鸣之义。

丛书中每一本书阐述一种疾病的最新研究成果和专家观点,按年度持续出版,强调医学知识的权威性和时效性,以期细致、连续、全面展示我国临床医学的发展历程。与其他医学专著相比,本丛书具有出版周期短、持续性强、主题突出、内容精练、阅读体验佳等特点。在图书出版的同时,同步通过万方数据库等互联网平台进入全国的医院,让各级临床医师和医学科研人员通过数据库检索到专家观点,并能迅速在临床实践中得以应用。

在与作者沟通过程中,他们对丛书出版的高度认可给了我们坚定的信心。北京协和医院邱贵兴院士说"这个项目是出版界的创新……项目持续开展下去,对促进中国临床学科的发展能起到很大作用"。我们感谢这么多临床专家积极参与本丛书的写作,他们在深夜里的奋笔,感动着我们,鼓舞着我们,这是对本丛书的巨大支持,也是对我们出版工作的肯定,我们由衷地感谢作者的支持与付出!

在传统媒体与新兴媒体相融合的今天,打造好这套在互联网时代出版与传播的高端医学专著,为临床科研成果的快速转化服务,为中国临床医学的创新和临床医师诊疗水平的提升服务,我们一直在努力!

科学技术文献出版社

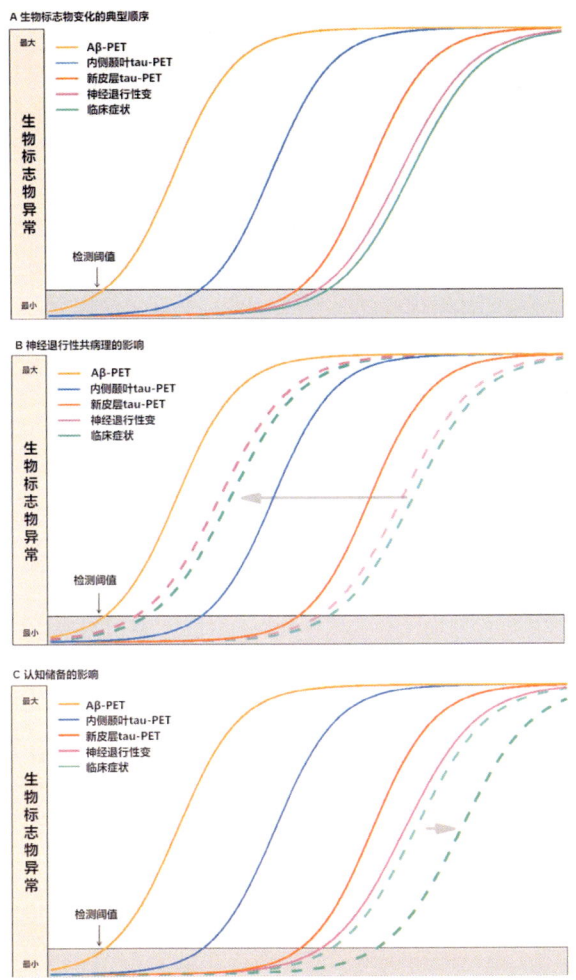

A. AD 的典型时间演变：PET 先后检测到 Aβ 和 tau 病理，随后发生神经退行性变、出现临床症状。x 轴表示时间，y 轴表示生物标志物或临床异常的程度；图 A 还展示了仅存在 AD 病理改变（即 A+T2）的个体中，AD 影像生物标志物的演变（MTL 指的是 tau-PET 显示的颞叶 tau 病理）。B. 神经退行性共病病理的影响：在处于 AD 生物学 A 期（即 A+T2）但存在严重神经退行性变和临床症状且与 tau 病理程度不成比例的患者中，神经退行性变和临床症状较典型的 AD 时间演变向左平移（水平灰色箭头）。C. 高认知储备的影响：在认知储备高的患者中，临床症状出现得更晚，较典型的 AD 时间演变向右平移（水平灰色箭头）。

彩插 1　通过影像生物标志物展示的临床分期及共病病理和认知储备的调节作用
（见正文 P93～P94）

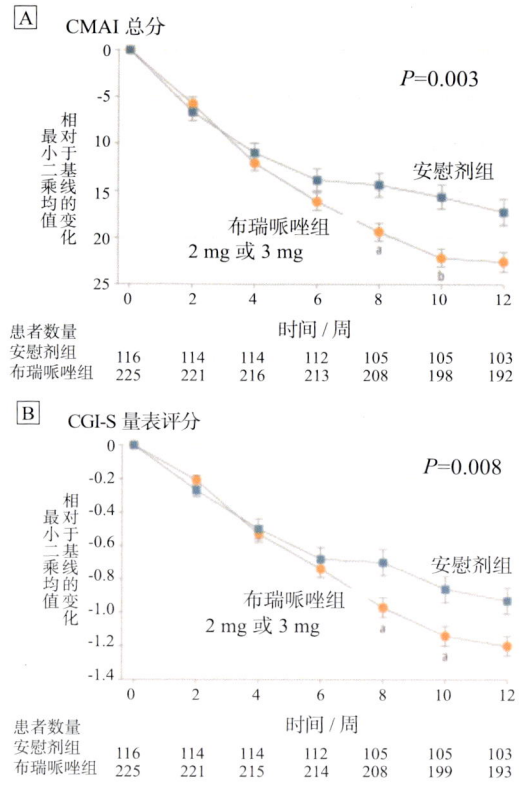

彩插 2 布瑞哌唑显著改善 AD 伴激越患者的 CMAI 和 CGI-S 量表评分（见正文 P118）

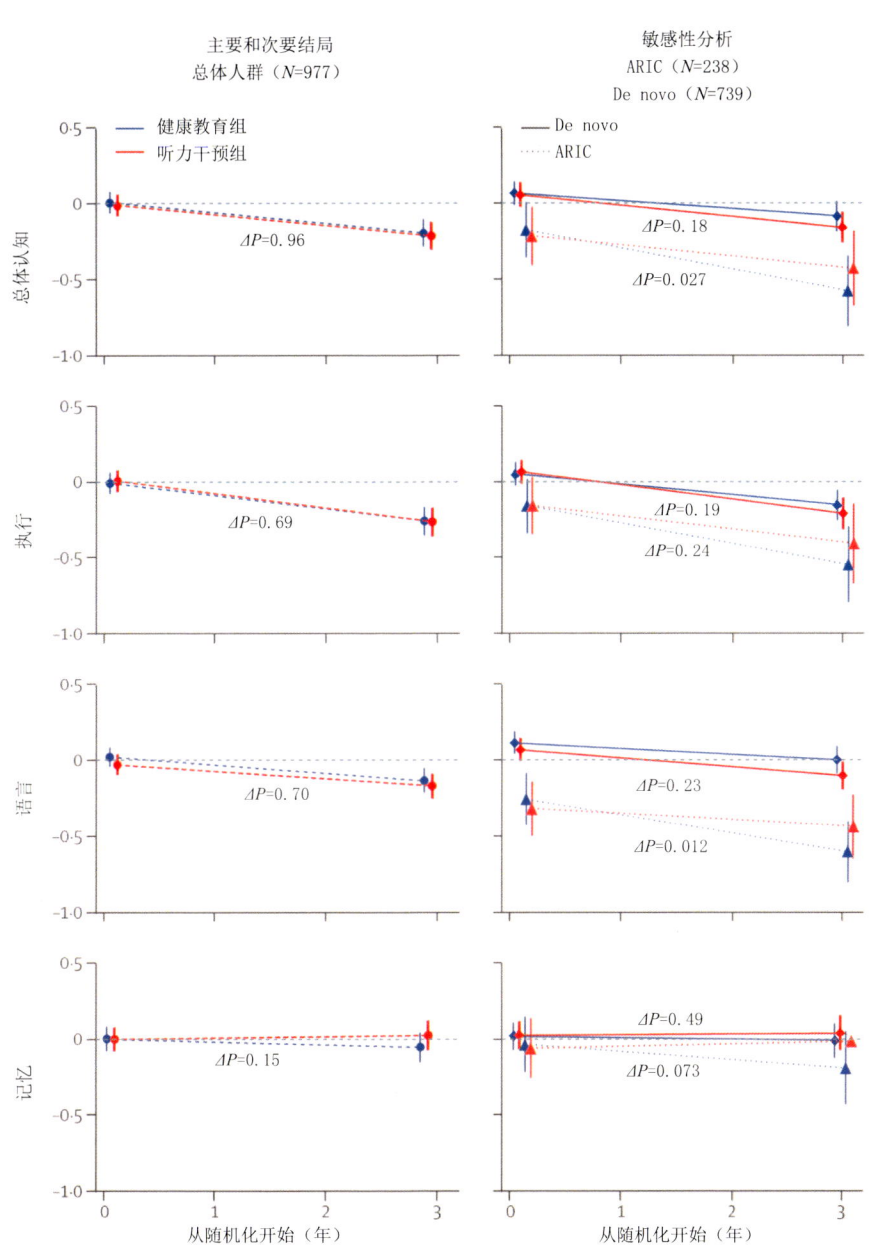

彩插3 各认知域的变化轨迹（见正文 P139）